JN029974

新型コロナ2020–2023 最前線
自治体職員の証言

日本自治体労働組合総連合［自治労連］—編
黒田兼一—監修

大月書店

プロローグ

新型コロナウイルス感染者が日本で確認されてから3年余り、住民のいのちとくらしを支えるため、自らも感染のリスクを抱えながらその最前線に立っていた自治体職員。本書は北海道から九州までその現場からの記録・証言集です。

実は、自治労連は12年前の3・11東日本大震災後にも『3・11岩手　自治体職員の証言と記録』（晴山一穂監修、自治労連・岩手自治労連編、大月書店、2014年）を出版しています。本書は、自治体職員の活動を世に問い、得られた教訓を活かしていくための第2弾となります。

ところで、3・11東日本大震災の直後、私の友人はこう言いました。「どれほど危うい基盤の上に私たちの生活と生命が営まれてきたのか、やっと腑に落ちてきた」。これは直接的には原発事故を指しての言葉ですが、今回の新型コロナ感染にも通ずるものがあります。地震とウイルス、どちらも自然由来ではありますが、原発推進と自治体の再編、どちらも人為的災害であることが共通しています。

2020年2月、大型クルーズ船〝ダイヤモンド・プリンセス〟号船内での集団感染が大々的に報じられてから3年余り、それまではあまり気に留めることもなかったことに気がつかされました。コロナに感染したのではないかと不安になった時、真っ先にお世話になるはずの保健所になかなか電話が繋がらない。そんなに感染が爆発したのかと思いきや、要するに保健所が統廃合して数が減ったことを知らされました。そういえば公的病院も統廃合されています。3・11大震災が原発の危うさを教えてくれたと同じように、私たちはどれほど危うい基盤の上で「日常」を営んできたことか。「やっと腑に落ち」ました。

アメリカのジョンズ・ホプキンス大学の調査によれば、２０２３年3月12日時点における人口10万人あたりの感染者数でみると、世界全体では約８６７０人ですが、国別では韓国５９０８５人、イタリア４３３６８人、イギリス３６５２６人、アメリカ３０６８９人、日本２６８８１人でした。ところが感染者のうち亡くなった人の割合を示す致死率をみると、世界全体では１・０％であり、国別ではメキシコの４・５％が最高で、以下、中国４・３％、インド１・２％、アメリカ１・１％と続き、日本は０・２％となっています。日本は、感染率は高いものの、致死率は低くなっています。ところが自治体ごとの人口１００万人あたりの死者数でみると一様ではありません。大阪府が全国最高で、最低の県とはなんと4倍以上の違いがあるのです。医療保健施設の統廃合、人員削減を大幅に進めた自治体とそうでない自治体との差だと思われます。それでも、すべての自治体の最前線で自治体職員たちの身を粉にした懸命の努力があって、何とか食い止めてきたのです。こうした職員たちの働きぶりがもっと注目されるべきではないでしょうか。

第Ⅰ部は、私たちの「日常」を支えている自治体職員のコロナ禍での活躍と葛藤、苦悩が書き綴られています。どれも読むと臨場感にあふれ、胸が熱くなります。一つ一つから「そうだったのか」と思い知らされます。

第Ⅱ部は、それらを受けて、自治労連中央執行委員と何人かの研究者が、この新型コロナの取り組みから得られる教訓と課題、そして改善のための提言をまとめています。

３・11の時、押し寄せる津波を前に最後の最後まで避難を呼びかけて命を落とした自治体職員、これと同じようにコロナ禍でもまた自分たちのことを後回しにして、市民・住民のいのちとくらしを守るために苦闘し続けてきた職員たち、その生の記録と証言、その一つ一つに新自由主義による「公共」の破壊から、「公共」を取りもどすための貴重な示唆が散りばめられています。

黒田　兼一

もくじ

第Ⅰ部　自治体職員の証言

保健・公衆衛生――

医療――

消防――

保育・学童保育——

介護・福祉施設——

本庁関係——

第Ⅱ部 公共を取りもどす自治労連の取り組みと課題

刊行にあたって
新型コロナウイルス感染症災害から学ぶ
――グローバル化・憲法・地方自治

京都橘大学教授・京都大学名誉教授　岡田　知弘

はじめに　歴史的検証の意義

２０２３年5月5日、世界保健機構（ＷＨＯ）のテドロス事務局長は、新型コロナウイルス感染症をめぐる緊急事態宣言を終了すると発表しました。２０２０年1月30日のパンデミック宣言から、3年3か月が経過し、ワクチンの普及などにより重症化率が下がり、各国が各種規制をほぼ撤廃したことによる措置だとされています。

日本でも、それに先立ち岸田文雄首相が、同年5月8日をもって、新型コロナウイルス感染症を、これまでの感染症法による2類から季節性インフルエンザ並みの5類に引き下げる方針を決定し、前倒しで入国管理や国内各種行動規制を緩和し、さらに検査、予防、医療体制も根本的に変更することを決めました。また、この決定に伴い、政府の新型コロナウイルス感染症対策本部も解散しました。

しかし、新型コロナウイルス感染症は終息したわけではありません。現に、感染症の専門家有志が警告しているように、今後もウイルスは変異しながら、第９波や、それに続く感染拡大の波が続き、場合によっては強毒化する可能性もあります。この点は、ＷＨＯのテドロス事務局長自身が、「新型コロナが世界的な保健上の脅威ではなくなったわけではない」と強調し、「各国が緊急対応の局面から、他の感染症と並んで新型コロナを管理していく段階に移行する時が来たということだ」と微妙な表現でコメントしています（『京都新聞』２０２３年5月6日付）。

実は、およそ１００年前の「スペインインフルエンザ」が１９１８年以来パンデミックとなり、世界で少なくとも４０００万人が亡くなった際に、ＷＨＯの前身である国際連盟保健機関（ＬＮＨＯ）が設立されています。第一次世界大戦直後ということもあり、先進国間の政治的な駆け引きのなか、各国の情報交換や国境を越えた対応に迫られて設立されました。日本では、１９１８年7月から21年7月までの間に、少なくとも２３８０万人余の「患者」と38万8千人以上の死者がでたと、当時、感染症対応にあたった内務省衛生局の報告書『流行性感冒』に書かれています。

この報告書を読むと、感染拡大は3年間に3波となっており、しかも3波のあとは、完全に「終息」したことがわかります。しかしながら、今回の新型コロナウイルス感染症については、日本国内を見ると3年間で8波を数え、さらに本稿執筆の時点で第9波が始まっているという指摘もなされており、感染者数も死亡者数も、とても「終息」したとは言えない状況です。しかも、ＷＨＯの集計によると、２０２３年5月3日時点での新型コロナウイルス感染症の死亡者数は６９２万人以上となっており、２０２１年の結核の年間死亡者数１６０万人をはるかに超える水準であり「現代最悪の感染症」（前掲『京都新聞』記事による）となっているにもかかわらずです。

ＷＨＯも日本政府も、あたかも「臭いものに蓋をする」かのような政治決定を優先するのは、各国それぞれが抱えている経済的・社会的な事情が、一方でロシアによるウクライナ侵略に代表される戦争の継続、他方ではエネルギー価格の高騰、長年の財政金融政策や為替政策の失敗による物価高による、経済的な危機の深化や政治的な変動を引き起こしているからであると考えられます。日本政府の政策決定の変更も、日本経団連や経済同友会に結集する国内外の多国籍企業の要求によるものであるといえます。

しかし、これでは今も続く新型コロナウイルス感染症への有効な対策にもなりませんし、今後も次々に出現すると警告されている感染症に対して万全な態勢をつくる参考にもなりません。この3年間の検証が、国際機関レベルでも、国レベルでも、都道府県や市町村レベルでもきちんとなされなければなりません。

100年前のスペインインフルエンザの際には、前述した内務省衛生局の調査報告書しかまとめられていません。明治憲法下では、地方自治体は存在せず、患者の調査や対策については警察組織が動員され、中央集権的に行われていました。しかも、被害の把握は、健康被害に限られていました。しかし、感染症の被害は、健康被害に留まりません。失業や倒産・廃業、生活困窮化と自死の増加といった社会的被害という側面を有しています。

したがって、今回、自治労連が地方自治体における現場の実態を、働く者の視点から健康や医療、福祉に留まらず、教育をはじめとする自治体職場の広範で多様な領域での「生の体験記」として編纂したことは、極めて大きな歴史的意義があると言えます。国や地方自治体の行政当局側も新型コロナウイルス感染症について、それを振りかえる報告書をとりまとめると思いますが、それらが公式報告書である限り、不都合なことについてはあえて書かないことも歴史的にはよくあることです。本書は、必ずや後世の人々の参考となるに違いありません。

さらに、将来も続くであろう感染症と人間社会、地域社会との緊張関係について、より大きな視点でとらえることも、未来を展望するためには必要だと言えます。それは、感染症の発生や拡大に対する地球規模の取組みを、地方自治体が中心となってそれぞれの地域から住民とともに行うためです。

人類の文明・通商・戦争の歴史と感染症

長崎大学医学部で感染症を研究し、海外での治療・研究の経験も豊富な山本太郎氏は、今回の新型コロナウイルス感染症が広がる前から、感染症と人類との関係について、長いスパンでの歴史的な視点から問題提起をしてきました。手に入りやすい本として、『新型インフルエンザ―世界がふるえる日』岩波新書、2006年、『感染症と文明―共生への道』岩波新書、2011年、があります。とくに後者では、古代文明の勃興以来、人類と感染症の関係が生まれたという興味深い事実が書かれています。例えば、麻疹は、イヌあるいはウシに起源をもつウイルスが種を越えて感染し、適応した結果、ヒトの病気となったそうです。また、麻疹が流行するためには、最低数十万人規模の人口集団が必要だったともいいます。それよりも少ない場合、感染は単発的に終わり、人間社会に定着することはなかったと考えられるからです。つまり、農耕が始まり、土地を開発し、動物を家畜化し、さらに一定の人口が定住したことにより、人類は文明の果実を得ますが、同時に寄生虫疾患や感染症の危険にも晒されることになったといえます。

古代から中世に入ると、やがて大陸をまたいだ大航海時代に入り、中国と西洋を結ぶシルクロードという通商の大動脈が開かれます。このような経済的交流と人とモノ、家畜の交換によって、中国の「原始疾病」であったペストがヨーロッパにも伝染し、歴史を変える大惨事を生み出すことになります。これをユーラシア大陸における「疾病交換」と呼ぶそうです。

さらに資本主義社会に移行するにつれて、原料や販路を求める国際的な通商活動が汽船や汽車といった近代文明の象徴ともいうべき交通手段を使いながら、急速に広がり、とりわけイギリスを中心とした先進国とアジア、アフリカ、南アメリカの各大陸との関係が強まっていきます。また、先進国のなかでは近代的工場が一気に建設され、水道やトイレ、窓などの居住条件が整わないところに多くの労働者と家族が密集して集まり、スラムをつくることになりました。

これらが、近代資本主義国家での痘瘡、発疹チフス、ペスト、コレラ、結核などの感染症を生み出すことになります。このため、上下水道をはじめとする都市計画行政や公衆衛生行政が、内政上の重要課題になっていくわけです。

他方で、資本主義が発達するにつれて、領土拡張のための戦争も繰り返し起きました。そのたびに新たな感染症が軍隊内で広がり、第一次世界大戦期のスペインインフルエンザでは汽船や汽車での大量輸送手段を通して世界各地、そして日本にも持ち込まれて、パンデミックを引き起こしたのでした。それだけではありません。戦争は細菌やウイルス研究の進展にもつながり、多くのノーベル生理学賞・医学賞受賞者を生み出す一方、第二次世界大戦では、日本の731部隊に代表される細菌兵器の開発のように人命を奪うことを目的とした軍事利用もなされたのです。生涯現役で医師として働いた日野原重明さんは「戦争は最大の公衆衛生問題」と指摘しています（『公衆衛生』2007年7月号）。公衆衛生は、平和憲法と切っても切れない関係にあるのです。

経済のグローバル化と地球環境問題が感染症を繰りかえし引き起こす

第二次世界大戦後の先進国における高度経済成長に続き、東西冷戦体制の崩壊によるグローバル資本主義の発展は、次々と地球上の未開地を開発し、地球規模の温暖化問題や森林破壊等の環境破壊を広げていきました。さらに、経済的な成長だけでなく、交通機関や通信網の技術的発達によって、中国やインドなど人口超大国を含めて、モノとヒトの交流が21世紀に入って各段に広がり、頻度を増していきました。この経済のグローバル化にともなう地球環境問題の拡大こそ、感染症が国境を越えて断続的に広がる土壌だといえます。

2023年2月に、日本医学会は創立120周年を記念して『未来への提言』を発表しました。その冒頭で、地球規模の健康問題への対応が必要だとして、その健康問題の原因は、地球環境問題や地球規模での災害や感染症、そして健康格差にあるとしています。

とりわけ、地球環境問題と感染症との関係について、「森林資源と土地利用の改変と生物多様性の喪失」という問題を指摘していることが注目されます。

そこでは、この半世紀の間に、地球上の生物種の個体群が約70％減少したとし、この生物多様性の喪失は、産業革命以降、人口が増大するなか、経済成長を環境保全に優先させてきた先進諸国の政策に根源的な原因があるとしています。

その直接的な原因の一つは、肥料や農薬等の化学物質の使用の増大にあるとし、それらが土壌や水圏に生息する微生物、ミミズなどの分解者や、蜂や蝶などの花粉媒介生物を激減させるだけではなく、土壌を痩せさせ、生物多様性を消失させ、生態系を単調化し破壊してきたとしています。

もう一つの原因は、土地利用の大規模で極端な変更です。国際連合食糧農業機関（ＦＡＯ）の推計では、全世界の森林40億ヘクタールのうち、毎年３・３百万ヘクタールが消失しているといいます。とりわけアマゾン川流域の熱帯雨林の大規模な伐採による破壊は、生物多様性の喪失に及ぼす影響が極めて大きく、生態系の破壊は、人と動物と微生物の相互作用のバランスを崩すことになると指摘されています。

結果、野生生物の生息域の減少は、人と野生生物種との接触の機会を増加させ、動物由来感染症への罹患リスクを高めることになるわけです。１９４０年以降に観察された新興感染症のうち60・３％は動物由来、そのうち71・８％は野生生物由来であること、新興の動物由来感染症の約50％は、土地の転用などに関係しているといわれています。土地利用の農地や都市へと生態系が撹乱される結果、動物由来感染症の病原体を保有している動物種（げっ歯類、コウモリ、スズメ目鳥類など）とその数が増えることが推定されています。また、薬用成分など医療資源の50％以上が、熱帯雨林の恩恵を受けて製造されていることにも留意しなくてはならないことだと指摘されています。

さらに、同提言では、1980年頃までに、細菌感染に対しては、抗生物質が開発され治療の見通しがたち、ウイルスによる感染症のうち天然痘に対しては、ワクチン接種や患者隔離による封じ込めが成功したとみえたものの、その後、アフリカ大陸で致死性が高いエボラ出血熱（正式には、エボラウイルス病）が続発したり、高病原性鳥インフルエンザ（1997年）、コロナウイルスが原因のSARS（重症急性呼吸器症候群：2002年）やMERS（中東呼吸器症候群：2012年）など、動物由来感染症は数年に一度、エンデミックやパンデミックを起こし続けてきています。今回の新型コロナウイルス感染症（COVID‐19）も、それに続くもので、現代において最悪の犠牲者を地球規模で出し続けているとしています。

WHO等によると、1993年以来、約200種の動物由来感染症が出現しており、そのなかには、新興（Emerging）感染症に加え、かつて終息していた感染症が環境変化等の要因によって再興（Reemerging）感染症として再流行するものもあります。

最後に、上記提言では、現代社会における感染症流行の特徴として、（1）国境を越えた人流・物流が巨大化・高速化したことで、感染症の流行も高速化している一方、迅速かつ広範なモニタリングと検疫のシステムが不十分であること、（2）社会経済文化的な背景の違いから、感染症罹患者の状況が国と地域において大きく異なること、（3）いずれの感染症も一国では対応が不可能であり、国際的な協力体制のもとでの監視・予防・対策が必要であること、（4）予防・対策のための資源分配に国家間の力関係による不公正が起こっていること、（5）動物由来感染症の多くは、熱帯雨林の破壊ならびに、不適切な家畜の飼育および取引により、動物と人間とが接触する機会が増していることに流行の原因があること、という5点をあげています。

グローバル化にともなう地球環境の改変と社会の変容が、感染症の流行、パンデミックといかに関連しているかということに加え、国際協力体制の強化とともに、国や地域が政策的に対応できる問題も多くあることがわかります。

憲法と公衆衛生――地域と地方自治から展望する――

人類史と感染症との関係を俯瞰すると、個別ウイルスを「絶滅」させることは不可能であるといえます。環境や抗生物質・医薬品の開発によって常に変異し、新たな病原体が生まれ、再興してきた歴史があるからです。だとすれば、山本太郎長崎大学教授がいうように、ウイルスとの「共生」、しかも「心地よいとはいえない妥協の産物」としての「共生」を図っていくしかないといえます。

その場合、少なくとも動物由来の感染症を極少化するために、地球環境問題への取り組みが必要不可欠となりますし、その主体の中心は各国政府となるべきです。しかし、日本政府のように、地球環境問題に対して後ろ向きの発言を繰りかえし、逆に環境への投資を利潤目的に促す政策に終始し、外国から食料や水、エネルギーを輸入し、国内の農地や森林を荒廃させてきたやり方では、展望が開けません。

どんな地球環境問題も、その発生源も解決すべき地点も、特定の地域にあります。また、感染症災害や地震災害などの自然災害も強い「地域性」があります。それらが集積し結合して日本全体、さらには地球規模の「災害」として現れるわけです。

では、このような災禍に立ち向かうべき主体は、誰でしょうか。もちろん、個々の個人、家族、そして個別企業や協同組合、ＮＰＯ、任意団体も、それを担っています。ですが、個々の主体では解決できない地域共通の問題を含めて全体を掌握し、被災地域への対応を公権力や財源を用いて行える主体は、都道府県や市区町村という地方自治体です。また、本来、それを一国レベルで支えるべき役割を国はもっています。そして、地方自治体や国も、それを担う個々の公務員や公共サービス労働者がいなければ、「対応」することなどできません。

問題は、現在、国や地方自治体が、今回のコロナ禍に十分な対応力をもっていたかどうかです。もっていないとすれば、その原因を見つけ、それを解決することにより打開への道筋が見いだされるかという点にあります。

その基準は、明確に据えられています。それは、日本国憲法の第25条です。ここで、「すべて国民は、健康で文化的な最低限度の生活を営む権利を有する。②国は、すべての生活部面について、社会福祉、社会保障及び公衆衛生の向上及び増進に努めなければならない」と規定し、国民の健康で文化的な最低限度の生活を営む権利を保障するために、あえて「公衆衛生」という分野を含めて社会福祉、社会保障の向上及び増進に努めることを国に求めているのです。

日本の公衆衛生行政は、明治憲法の下で始まり、第二次世界大戦の折、頑健な軍人と「銃後」の子女をつくり、傷痍軍人・家族の生活を保障する軍事的目的をもって保健所の整備や国民皆保険制度といった一見「福祉国家」的な政策が中央集権的に展開されました。しかし、戦後憲法では、憲法9条で戦争放棄をうたうとともに、国民主権を確立し、国民の基本的人権、生存権、そして幸福追求権を保障し、地方自治の規定を憲法に盛り込むことにより、それらを地域の現場で具体化しようとしたのです。

橋本正巳氏が論文「公衆衛生の歴史的発展と課題」(『季刊　社会保障研究』１９６７年)で指摘しているように、公衆衛生は本来「地方自治的」なものでなければなりません。住民の健康状態や病気の発現形態、感染症の感染状況についても地域性があります。また、病気や感染症の予防、仕事や所得機会との関係、こどもの育児や教育、さらに高齢者や障害者の福祉も、地域では一体として存在し、それを適確に把握し、効果的な施策を具体化できるのは地方自治体と保健所であり、このような施策の提案や具体化には主権者である住民の参画が必要不可欠だからです。

ところが、１９９０年代以降、新自由主義的な政策が国や地方自治体で横行し、それがもっとも先鋭な形で展開された大阪府では、保健所に加え公立病院の統廃合が大阪維新の会の首長の手によってなされ、新型コロナウイルス感染症による死亡者数累計が東京都を上回っていることに象徴されるように、国内最悪の激甚被災地となったのです。

いま、改めて新自由主義による「公共」の解体が、住民の命と基本的人権を奪ったことを考えるならば、グローバル資本主義の経済成長優先政策とそれを具体化するための地方自治体の改革ではなく、住民・国民の福祉の増進、幸福を保障する自治体への転換を行うことが求められているといえます。しかも、その際には、地球環境問題の解決に取り組むための産業自治、エネルギー自治の取り組みが地方自治体から開始されてきており、自治体と共同する地元中小企業者や農家・農業法人、協同組合が増えてきていることに注目したいと思います。とりわけポストコロナの時代において「適疎」こそが新たな国づくりの理念にならなければならないとする北海道東川町や、森林を活用した再生可能エネルギーによる地域づくりを前進させている北海道下川町をはじめ小規模自治体の先進的取組みは、今後のあるべき方向を明確に示しているといえます。

（2023年6月1日記）

第Ⅰ部　自治体職員の証言

本書の職場、職種、肩書き等は、
2023年6月時点のものです。

証言
1

クルーズ船 ダイヤモンド・プリンセスのコロナ感染対応

村岡（むらおか） 広代（ひろよ）（保健師）
神奈川県
神奈川県職員労働組合総連合

はじめに

2018年に県庁の感染症所管課に異動後、麻疹、風しん、鳥インフルエンザへの対応、またエボラ出血熱などの一類感染症発生時体制整備等に取り組んでいました。当時の部署は、全国的にも珍しく、感染症対策業務と災害医療業務の2つのグループで構成されており、災害医療業務を通じて長期にわたり「神奈川DMAT」と連携しておりました。この関係性がのちにDMATがダイヤモンド・プリンセス号の支援や新型コロナウイルス感染症の対応において、重要な役割を担うことに繋がっていきました。

また、神奈川県の新型コロナウイルス感染症といえば、ダイヤモンド・プリンセス号の支援が有名ですが、2020年1月15日、県内で国内初の感染者が判明し、翌1月16日に厚生労働省とともに記者発表を行いました。当時、感染症対策業務の担当は課長含め9名であり、医療職は保健師1人でしたので、担当保健所から患者情報を収集、記者発表に向けた準備のため厚生労働省や県庁内の調整等、様々な対応に追われました。

ここから、長期にわたり神奈川県における新型コロナウイルス感染症との戦いが始まりました。

ダイヤモンド・プリンセス号の支援のはじまり

2月2日、ダイヤモンド・プリンセス号を下船した乗客が新型コロナウイルスに感染していた情報とともに、2月3日に横浜港に入港するとの一報が入りました。その後、横浜検疫所が再検疫を行うことや有症状者に対し検査を実施するという情報とともに、厚生労働省から県内の衛生研究所あてに検査の支援要請がありました。衛生研究所の検査結果から複数名の陽性者が判明し、「どんどん船内で感染が拡大するのでは……」と、今後の対応に不安を感じていました。

2月4日22時頃に、厚生労働省から本県に「新型コロナ陽性の患者が船内に10名いる。これから搬送をお願いしたい」と連絡が入りました。この電話を受けたのは私であり、電話を受け取った時には、衝撃や緊張感、不安等、色々な感情が沸きましたが、とにかく専門職として冷静に事実を確認し、何を求められているかを考えながら必死にメモを取りました。電話を聞いていた周囲の職員も、緊張した面持ちで私のやり取りをじっと聞き入っていました。電話を受けた後、即座に、残業中だった職員4名で県内8か所の感染症指定医療機関に電話をかけ、患者の年齢も性別、症状もわからない状況の中、入院の受け入れをお願いしました。同時に、当時の上司が神奈川県DMAT連絡協議会会長である阿南英明医師（現神奈川県理事）に「感染者がさらに増える可能性があり、DMATの派遣は検討できないだろうか？」と、DMATの派遣について相談しましたが、「普通のルール解釈では、派遣要請は難しいのではないか」と、すぐにDMATの派遣については了承を得られませんでした。しかし、上司の悲痛な声を聞き、翌日、状況を見に来てくれました。

何とか入院の調整が終わった23時ごろ、厚生労働省から「下船のリスクが高いことから搬送中止」の連絡がありました。感染症指定医療機関に中止の連絡を入れ、ひとまずタクシーで自宅に戻った2月5日2時ごろ、一転して、厚生労働省から早朝に患者を下船させるため入院の調整依頼の連絡が再度入りました。朝5時に県庁に集合となったため、シャワーを浴びて一睡もせずタクシーで県庁に向かいました。タクシーの中でも上司や関係機関との連絡に追われる状況でした。集まった職員で改めて感染症指定医療機関へ入院受入れの依頼を行い、夜中に受け取った患者10名の名簿から、国籍や年代、症状を確認しながら入院及び搬送手段の調整を並行して行いました。今となっては考えられませんが、基礎疾患や内服薬もわからない状況の中、感染症指定医療機関に受け入れて頂き安堵したことを覚えています。

当時、搬送を行う港にはメディアのヘリコプターや船がクルーズ船を囲んでおり、患者のプライバシーの確保を行いながらの搬送はかなり難航し時間がかかりました。初日の搬送は無事に終わりましたが、更に新たな陽性患者10人のリストが厚生労働省から送られ、船内パンデミックの可能性が高いことを突き付けられました。

厚生労働省やＤＭＡＴ、多くの関係機関とともに県内の感染症指定医療機関の病床は74床しかなく、３７００人が乗船している中で今後の患者発生を考えると、県内だけでは受けきれず、搬送手段も含め対応の限界が目に見えていました。そこで、機動力があり搬送調整に長けているＤＭＡＴ派遣について、上司含めて阿南医師と改めて話し合いをしました。「県が災害とみなすなら可能では」と阿南医師からの発言を基に、2月5日23時26分、神奈川県知事によるＤＭＡＴ派遣要請が出されました。

2月6日以降はＤＭＡＴを中心に患者の搬送調整を行い、2月10日、知事を本部長とする「ダイヤモンド・プリンセス号に係る神奈川県新型コロナウイルス対策本部」が設置され、本部を中心に搬送調整を行うこととなりました。ＤＭＡＴを始めとした支援者の感染対策も重要であり、ＰＰＥ（個人防護具）の脱着指導や、現地本部での感染対策の支援に県庁内の他所属や政令市の保健師から多くの協力を頂きました。

また、ダイヤモンド・プリンセス号の支援をしていく中で次々と課題が出てきました。すぐに解決しなければ支援が継続できないため、厚生労働省から様々通知を発出してもらう等、多くの関係機関との連携を図りながら支援を継続し、2月26日、患者の搬送は終了し同本部は解散となりました。計７６９名の患者を16都府県の医療機関に受入れて頂き、感染症だけでは対応しきれない、船の中とはいえ局所的な災害対応を迫られました。

神奈川モデルのはじまり

ダイヤモンド・プリンセス号の支援を通じて、患者でも約8割の方が軽症、無症状であることが明らかになりました。また、当時は全員入院、検査の結果2回陰性とならないと退院ができなかったため、元気な方が多くの入院病床を長期にわたり塞ぐこととなり、一般医療への影響や医療機関の負担を大きくする要因となるなど、課題も明らかになりました。

今後、地域へ感染拡大が起こるであろうことを見据え、県内の医療体制を維持するべく、後に、本県のコロナ対策統括官として着任した阿南理事を筆頭に、同年3月25日に神奈川モデルの医療体制が構築されました。この3年間に様々な神奈川モデルが構築され、保健師として一端を担ったことは、貴重な経験であり、私自身の大きな財産となりました。

最後に

ダイヤモンド・プリンセス号から多くの患者を無事に搬送できたこと、また、市中への感染拡大を招かなかったことは、支援に関わった多くの関係機関や関係者の御尽力の賜であると感じています。また、ダイヤモンド・プリンセス号の支援だけでなく、コールセンターの設置や保健所の体制整備等、地域の感染拡大を見据えた体制整備も並行して行っていました。気づいた時には1か月の連続勤務でしたが、県の多くの職員、保健師の仲間や家族を含めた周囲の支えがあったからこそ、乗り越えてきたと感じています。多くの関係者の皆様にこの場をお借りしまして心より感謝申し上げます。

証言 2

コロナ禍――保健所の現場で何が起きたのか。これからの課題は

山本(やまもと)　民子(たみこ)（保健師）
東京都江東区職員労働組合執行委員長

緊迫した未知の新型コロナへの対応

２０２０年1月3日に、中国・武漢市において判明した新型コロナウイルス感染症により、武漢市の在留邦人の受け入れが1月29日から始まった。第2便（1月30日）の帰国者は東京都が担当し、警察大学校（府中市）は都保健師、西ヶ原研修合同庁舎は特別区保健師が担当した。その連絡は1月29日衛生局主管部から直接保健所長に依頼だった。派遣される保健師は自区で防護服等準備し、健康観察中の在留邦人の隣の宿泊棟に24時間常駐し健康相談が仕事だった。急遽2月1日在留邦人が和光市に移動し保健師派遣は中止となり、どの保健所も危機感を持ち始めた。すぐに都が開設の帰国者・接触者相談センター（コールセンター）に都・区の保健師1日2名派遣依頼があり、17時から翌日9時（仮眠2時間）の勤務指令。依頼だけで服務規定の指示がなく、江東区では勤務時間の変更と超過勤務の組み合わせでの勤務となった。他区保健師は8時30分に出勤したままコールセンターに従事し翌日も保健センターに出勤し17時15分退勤予定と聞き、そんな長時間労働に疑問を持たず業務をすすめる職場や上司に対して呆れ、その区の労組執行委員長に連絡をし、勤務時間の取り扱いについて助言をした。

2月江東区保健所で始まったコロナの電話相談は、２月１０２５件、３月２６５２件、４月５６３７件で一日３００件を超えた日もあった。保健師は複数の陽性患者を自宅まで陰圧車で迎えに行き、感染症病院に

搬送する。3月初めには感染症担当保健師（コロナ班）5人では対応できない状況に陥り、土日祝日だけでも保健相談所からの応援保健師たちが必要となった。「出張や超勤申請する時間があるなら家に帰りたい」「いつ休みが取れるのか」と、職員は時にヒステリックになり、ストレスフルで疲労の限界に達していた。一方、感染拡大防止のため乳幼児健診のみ実施と管理職から指令。しかし外出自粛による閉塞感から母子関係の密着、父の在宅勤務で家族内の緊張が高まりSOSを出す母の受け皿の必要性など管理職に理解を求め、「感染防止対策を行い個別対応なら可」と言われほっとした。区民サービスの低下と感染予防の天秤で事業縮小は余儀なくされ、区民のSOSにどう対応するかが課題となった。

4月7日緊急事態宣言発令をうけ、コロナ班の体力温存と課内感染拡大防止のため、健康部職員は5割勤務、4保健相談所の所内事業と訪問は中止し保健師各2名は保健所コロナ班への応援部隊派遣（コールセンター各1、入院搬送等各1）の指令がでた。保健相談所では半数が在宅勤務（事故欠勤）、応援部隊には結核管理の経験のある係長・主任級保健師各1名ずつが従事した。また係長保健師1名が保健相談所に残り、出勤した保健師4人と事業中止の連絡をした。しかしコロナ相談が増え電話回線を制限せざるをえなかった。そして保健師は訪問できないはがゆさを感じながら悶々としていた。その日に受けた電話相談等を記録するため毎日超勤だった。さらに乳児健診は期間限定で医師会委託となり、必ず所内での健診を再開し委託とならないように管理職にくぎを刺した。

不安の中で行ったコロナ陽性者への対応

コールセンターでは連日「PCR検査を受けさせろ」「発熱しているのに受診拒否された」でパンク。また応援部隊はPCR検査をするための検体採取の介助と回収、陽性者の入院搬送、健康観察者への電話連絡を担当した。4月1日陽性患者の入院病院を都が調整することになり、各区が入院交渉する時間と体力を減らすことができた。また5月1日から都がペット一時預かりを開始し対象者に入院を勧めることができた。

陽性者の入院搬送では防護服を着るため保健師自身が感染源にならないかという緊張感、搬送中に患者が急変しないかの心配、着ている間はトイレにも行けず朝から水分制限、着ると暑さで熱中症や脱水が起こるのではないかの不安、夕方には疲労困憊。夜、電話相談の内容が耳元でリフレインし寝つけない。本当に発熱センター受診を勧めなくてよかったのか、防護服の着脱方法は間違っていなかったかと考え込む。積極的疫学調査による濃厚接触者の選定は間違っていないよねと夢にまで出てくる。また応援部隊は感染症対策係の保健師と同じく、土曜日に始まり翌週金曜日までの7日間連続勤務のため、体力も必要で弱音を吐ける状況ではなかった。自宅に帰宅すると、自分の服や髪にウイルスがついているのではないかと強迫的になり、家族に感染させないため玄関で裸になりそのまま洗濯機に服を投げ込み、シャワーを浴びる毎日だった。

感染症対応中の職員用にホテルを借り上げているという病院の話を報道で聞くたび、私たち保健所職員も同じリスクを負っているのにと思わざるを得なかった。そして毎日が緊張のあまり、発疹、不眠、めまい、腹痛、下血など起こしていても口にすることができなかった。

昼休みは自席でさっと食べて電話対応。出張や超勤しても申請する時間はなく、土日祝日出勤の連続勤務が続き代休も取れず深夜まで勤務。2月は30時間、3月は60時間、4月は90時間、5月は80時間、6月は80時間の超勤は過労死ラインを超えた。応援部隊でさえ連休中の出勤で超勤約45時間だった。6月になり定額給付金支給が決定すると庁内担当窓口に電話相談の波が移りほっとした。

奮闘する職員のため労働組合として取り組む

5月25日緊急事態宣言解除後、全員出勤となっても、応援部隊は続いた。さいわい、コールセンターはピークを過ぎ、仕事に余裕が生まれた。応援部隊は自分たちの活動記録を日報に書き記し、次週の担当者に申し送りをし、感染症対策係保健師は週1回保健師あてに係の現況を発信し、情報共有しながらパンデミック時の保健師活動について仕事の在り方を確認しあった。

6月30日労働組合で要求していた危険手当ともいえる特殊勤務手当が、ようやく1月27日にさかのぼって支給されることが区議会で承認を得た。これまで270円に加え、感染の危険度が高い業務により4000円、3000円が該当することになる。しかし超過勤務手当の予算は不足している。毎年要求しても毎年5%削減を強いられている。昨年は年度途中で予算が不足し部長保留分を流用することとなった。超過勤務は事前申請で管理職が認めたとき承認される。現在私の勤める保健相談所は保健師定数13人だが14人の配置あり、育休2名（正規保健師2名が代替で4月から配置あり）、病欠1名、年度内育休予定1名、新人1名の配置の中で、応援部隊は土日祝日に保健所へ、平日は保健相談所へ出勤しており事業再開に伴い代休をとれないときがある。「超勤か代休かを選択させてほしい」と要求している。年度内予算が足りず、上司は、予算書を持参し保健師の係長一人ずつに「超勤を考えてほしい」と言ってきた。A保健相談所の職員29人（短時間再任用3名含む）で超勤の予算は約300万円しかない。コロナで臨時予算が何度も追加されているのに超勤は要求しないのか。サービス残業を係長級はじめ多くの職員は強いられているのを把握しているのに、区の財政担当者やトップは知らぬふりをするのか。今年の保健所は特別な状況ではないのか。夏季休暇5日間すら取得できる状態ではない。東京都職員は当初より5～11月となっており、特別区職員の夏季休暇期間の延長をたびたび特別区人事委員会に各区で申し入れしてきた。ようやく8月30日に延長が認められた。

新型コロナウイルス感染症は、その後も、何度か波を繰り返し、今も続いている。応援部隊はコロナの波が去ったら元の職場に戻る。自分たちはその場で考えたこと、失敗したことなど、記録することが大切とこれまでの災害派遣で学んだ。日報を記載しながら一日を振り返り、できたこと、不十分なこと、課題を整理し文字化することは共有財産になると痛感している。それは今後の学びや人材育成につながり、人員や予算要求にもつながる。災害時の体制を考える根拠ともなる。感染症対策の定石は、区民の理解と協力のもとに、感染者（重症者だけでなく無症状者を含む）の早期発見と隔離であり、これをないがしろにされている状態はただされなければならないと感じている。

証言3

コロナ禍の先に見えてきたもの

井上(いのうえ)　淳美(あつみ)（保健師）
京都府
京都市職員労働組合西京支部
書記局次長

2020年4月、私は区の保健福祉センター高齢担当で、高齢者虐待や施設入所の相談、成人の健康作りの業務をしていました。

4月17日の朝、出勤してきた私の机の上に、医療衛生企画課（通称京都市保健所）との兼職を発令するという文書が配られていました。同僚の机にも同じ文書がおかれており、京都市に勤務するすべての保健師に、京都市保健所との兼職命令が出たということでした。そしてその日、上司から保健福祉センターから保健師の応援を出すことになったと説明があり、その応援の第1期として1か月京都市保健所に応援勤務しました。

当時は新規感染症のため、なにもかもが手探り状態で、また日々指示がかわり混乱の中での業務でした。電話は鳴りっぱなし、昼食をとることもできず、電話が昼夜切り替えになる17時30分まで、ずっと電話を受けていました。私は発熱者外来調整担当でしたので、その電話の合間に発熱者外来電話をかけ、外来の調整をします。その当時は、発熱者外来の数も少なく、調整に時間を要することもありました。発熱した患者さんの主治医から「○○病院に早く連絡をとれ。私の言うことを聞いたらいいんだ」と怒鳴られたことがありました。市民からはまず、「電話がつながらない」と苦情を言われます。土日やゴールデンウィークの外来受診は調整できず、「悪くなったら責任をとれるのか」「殺す気か」と言われることもありました。発生届の受理も、私たちのチームの担当でした。発生届が届いたら、患者さんの状態把握のため医師に確認をとっていました。まだハーシスと呼ばれる患者さんの情報入力する厚労省のシステムもなく、すべてがファックスでの受理です。氏名が読めない、電話番号が違うということもあり、医師とのやりとりに気をつかいながらの業務でした。1か月を経過するころには、新規感染者数が激減し応援期間を終了することができました。その時、まさかこのような状況が続いていくとは思いませんでした。

応援体制の導入・継続だけでは

その後感染者数が増えてきて、いわゆる「第何波」という状況になるたびに、京都市は応援人数を増やしながら、応援体制を継続してきました。京都市保健所の本体職員の人員は少し増やしましたが、結局は応援職員頼みです。看護職の派遣職員の雇い入れや、大学等の保健師職員の応援も依頼してきました。第5波の時に、保健師だけでは持ちこたえられず、ついに事務職員の応援を導入しました。

保健師は新規感染者数により、1～3号体制での応援となっています。応援は日中だけでなく、普段の仕事が終わってからの夜間応援、土日祝日の休日応援も組まれていました。4波・5波の頃は応援職員の中にも、月100時間以上の時間外勤務をした者もいます。私自身2021年1月の時間外勤務は1か月70時間を超えていました。2021年の8月に、夜中2時まで仕事をしていたと記憶しています。応援職員ですらそんな状態ですから、本体の京都市保健所の職員の時間外勤務は恐ろしいものでした。

妊娠中でも12時すぎまで職場にいた本体の保健師がいました。本来なら、妊娠中は通勤緩和制度により遅出・早帰りが認められているはずですが、そんな配慮ができる状況ではありませんでした。

妊婦でさえもそんな状況ですから、波の来ている時の本体職員は悲惨なものでした。終電後の帰宅は当たり前。3、4時に帰宅し、シャワーをあび、1～2時間仮眠をとり、出勤していました。中には始発電車で帰宅し、仮眠をとる間もなく出勤する保健師もいました。帰ることができず事務所で寝た保健師もいました。終電がなくなったあと、京都市保健所のビルの前には、タクシーが列を作っていました。

「死ぬか辞めるか」の選択せまられる

なんでもないのに職場で涙が出て、トイレに駆け込んで涙を拭いた。一旦眠ると次の日の朝、目が覚めるか不安と口にする保健師、家に帰っても電話の音が聞こえる気がすると、眠れない保健師もいました。休みの日は目が覚めたら、夜8時で1日中寝ていたと聞きました。昼食が夕方や夜というのも当たり前。それも低血糖のため手が震えて、なにも食べていないと気がつくのです。逆に仕事中に食事をとると吐いてしまうと言い、食事を食べない保健師もいました。身体も心もボロボロでよく死者がでなかったと思います。そして仕事中に涙が出ると言った保健師は「死ぬか辞めるか」という究極の選択で、命を守ることを選びました。彼女は京都市を去りました。

若い彼女以外に、定年を数年残した保健師が数名退職しました。その中のある保健師は「一生分働いたから辞める」と言いました。無策の時間外勤務のため、京都市はベテラン保健師や、若くてキャリアを積んできてこれからという保健師を失いました。

２０２１年3月、多くの保健師退職者が出たその年の4月に新規採用保健師5名が、京都市保健所に配置されました。経験のある保健師ですら大変な激務の中、新採保健師は懸命に職務に励みました。その結果、玄関先で倒れてしまい、気がつけば数時間眠ってしまっていた保健師。体調をくずして数週間休職し、同じ職場に復帰できないという保健師が出ました。ついに年度途中で退職してしまった新採保健師もいました。

保健所の集約化の弊害

保健所職員の青天井の時間外勤務、保健師の多数の退職は、すべてコロナ感染症のためだったのでしょうか。私は京都市が感染症部門を1か所に集約したことが大きく影響したと考えています。

公衆衛生の基本は地域です。どこにどんな施設があるかわからない。診療所や医院のこと病院のこともわからない。集約化というのは、そういうことです。私たち保健師は地域とつながり住民の方を支援しています。この医療機関に受診すればコロナでも診察が受けられてお薬をもらえる。この高齢者施設の提携医療機関はこの病院だとか、地域で活動しているからこそ知りえる情報があります。そして保健師と住民は顔の見える関係があります。特に支援の必要な世帯は、保健師とつながっていることが多く、コロナ感染のような突発的な出来事が起きても、相談できる保健師がいます。

このようにコロナ感染症を通じて、保健所の集約化の弊害を痛感するとともに、保健師として公衆衛生の基本は地域活動だということを改めて感じました。コロナは災害だとよく言われます。自然災害の時は集約化した部署で対応するでしょうか。当然ですが、地域の特性や関係機関とつながりのある、各区での対応となります。コロナの対応も体制が整っていれば、各区の保健福祉センターでの対応が必要で、それは可能だと考えます。コロナという教訓を生かし、今後地域に公衆衛生業務を取り戻す運動を展開していきたいと強く思います。

証言 4

コロナ禍の保健所の現状と課題について

吉田（よしだ） 有希（ゆき）（保健師）
岩手県
盛岡市職員労働組合

2017年に盛岡市に入庁し、保健師になって今年で6年目となります。保健師として住民健診や生活習慣病予防といった地域の健康づくりに関わる業務を3年経験し、2020年4月に現在所属している感染症対策担当に配属されました。新型コロナウイルス感染症（以下新型コロナ）の歴史の中では1回目の緊急事態宣言が発出された時期です。

新型コロナ第8波まで経験した本稿を執筆している2022年の年度末は、疫学調査が一部患者に絞られ、自宅療養が基本となるなど、対策は重点化され、5月には季節性インフルエンザなどと同じ「5類」に移行する方針が出されるまでになりましたが、保健所における新型コロナ対応の歴史は、常に膨大かつ長時間の業務に追われる日々でした。今般のコロナ禍における保健所の多忙さは報道等でも知られているところですが、実際の現場の苦労を体感した人間は、庁内でも一部の職員に限られています。

僭越ながら、今回の貴重な機会を現場の実態を知っていただくきっかけとして、自身が経験した3年のコロナ禍を振り返る機会として活用させていただきました。住民として、同じ行政機関で働く同僚として、住民のいのちとくらしを守るために働く保健行政の在り方について、関心を寄せていただければ幸いです。

感染症担当保健師としての業務

当保健所が管轄する盛岡市は、岩手県中央部に位置する県庁所在地であり、主要な行政機関のほか、事業所や飲食店、医療機関などが集積する県内で最も人口の多い街です。管内には約28万人が暮らしており、そこで暮らすすべての地域住民の健康で安全な暮らしを支える専門的・技術的拠点として、保健所は大切な役割を担っています。その業務は多岐にわたり、さまざまな公衆衛生の専門家が、難病や精神保健、感染症対策、薬事・食品衛生・環境衛生に関する監視や指導を行いつつ、地域の医療機関と連携し、健康づくりや母子保健、予防活動にも携わっています。

２０２０年の４月、当所の感染症担当には私を含めて４名の保健師が在籍していました。結核患者に対する疫学調査や接触者への健診、毎週の性感染症の無料検査、集団感染事例の施設調査・指導などが主な業務であり、その他にイレギュラーで発生する感染症の対応（近年では鳥インフルエンザやサル痘、ウイルス性肝炎、デング熱、レジオネラ症等）への予防啓発や発生時対応も担当する係でした。いずれも患者本人だけでなく医療機関や検査機関といった専門機関とわたり合って仕事をする必要があり、感染症に対する専門知識と熟練された経験が不可欠とされていました。学生時代に学んだ基礎知識だけではまったく戦力にならず、休日を返上して勉強し、何とか平時の業務を乗りこえる日々でした。

終わりの見えない膨大な新型コロナ業務

先にも述べたとおり、感染症保健師としてまだまだ新米でありながら、異動したタイミングは新型コロナ流行初期の真っ只中でした。当時、今よりも未知の感染症であった新型コロナの対応は、業務の中でも最優先事項とされ、国からの通知対応や関係機関との調整、各所から寄せられる相談への対応とやらなければいけないことが山積みであり、そのどれもが喫緊の対応を求められている状態でした。

２０２２年の１月から当市でも全庁での応援体制が本格化し、陽性者対応も全数から重症化リスクのある患者のみへと重点化することとなりましたが、それまでの約２年間は、昼夜問わず鳴り止まない電話相談の対応、患者および濃厚接触者に対する詳細な疫学調査、入院調整、濃厚接触者や接触者へのＰＣＲ検査の受診案内、採取した検体の検体搬送、検査結果連絡、果ては入院費や医療費の公費負担文書の作成・通知、メディア対応までを保健所の1フロアで対応していました。家族や知人から「まさか1フロアで対応していたとは……」「保健所の建物全部が新型コロナの対応をしていると思っていた」と言われたことが印象に残っています。

デルタ株の流行がピークであった2021年の夏ごろは、深夜3時に帰宅、帰宅後も夜中のオンコール対応、朝は通常出勤、日中は昼食休憩もままならず働くといった日々が数か月続き、感染症担当保健師の中には月の残業時間が200時間を超える職員もいました。連日発生する陽性者へ対応するため土日も交代で出勤し、久しぶりの休みにスーパーで買い出しをしている最中にもオンコールの電話を取っていたようなコロナ漬けの日々でした。

新型コロナ対応の中で明らかになった教訓と課題

今回の新型コロナは大規模なパンデミックであり、地震や豪雨災害同様の重大な健康危機管理だったように思います。流行初期から感染症担当保健師をはじめとする一部の職員に業務が集中し、先にも述べたような保健師としての役割以外の膨大な「やるべきこと」に追われてきました。地震や豪雨災害といった健康危機では、組織統括の指揮調整の下、医療班、物資の供給班、広報班、情報の収集・分析班等々あらゆるチームが構成され、大勢の職員が、その役割を分担しながら状況に応じた対応や人員体制をとってきたはずです。担当者とはいえ危機対応の混沌の中、所内外のあらゆる役職や年齢の職員に指示を出さなければならない立場にいたことは相当なプレッシャーであり、保健師6年目の経験では圧倒的に力不足と感じたことが何度もありました。やっとのことで、本格的に全庁を挙げての応援体制へと移行され、事務職含め諸先輩方が業務支援に入ってくださった際は、安心感から、ひそかに涙したことを思い出します。それほど孤独で経験に見合わない仕事をしていたように思います。

今回の新型コロナ対応では、組織の役割分担がうまく機能せず、一部職員がほとんどの役割を担ったために、刻々と変化する感染状況に適応できず、ただただ、増えていく業務を受け入れ続ける状況となってしまった時期がありました。「コロナ対応に関わるには知識がない」「感染症担当の保健師さんでないとわからない」と言われたこともありましたが、限りある専門職がその専門性を発揮するためにはそれを支える組織体制の構築が何よりも重要です。

また、このたった3年のうちに多くの職員が心身ともに体調を崩し、現場を離れていく状況を目の当たりにしてきました。私も、周囲の同僚保健師もプライベートはほとんどないような生活を余儀なくされましたが、この3年間を取り戻すことは誰もできません。大規模な事案ほど「対応した前例がないから」や「指示がないから」といった考え方ではなく、「自分の立場では何ができるか」を考えることが、働く仲間の命や健康を守ること、ひいては円滑な行政運営や質の高い市民サービスに繋がるのではないでしょうか。

新興感染症は繰り返されるといわれています。はじめにも述べた通り、保健所は平時より住民の健康と安全な暮らしのため、さまざまな公衆衛生分野に関わる仕事をしています。私が担当する感染症分野においても結核や性感染症といった通常対応の業務があり、それらの優先順位が低いことは決してありません。新興感染症の対応を優先させた結果、平時の業務が維持できないことはあってはならないことです。「大変だったね」「よく頑張って乗りこえたね」と今回の職員の働きを労う(ねぎら)だけではなく、再度新型コロナのようなパンデミックが発生した際に、またこの働き方を求めるのか、保健所機能を維持する体制を確保するにはどうしたらよいか、組織全体として今回の痛い教訓を活かして考え、準備していくことが重要だと考えます。

証言
5

コロナ禍で、身も心も擦り減った保健所職員

仲井(なかい)　可奈子(かなこ)（保健師）
愛知県
豊橋市職員労働組合

豊橋市は、愛知県の南東部に位置し、人口約37万人の中核市で、豊橋市保健所・保健センターでは保健所業務と市町村業務を担っています。

私は、２０２０年4月に母子保健担当課から感染症担当課に異動になりました。かかってくる電話は、ほぼコロナの相談で、通常業務をしながら職員が電話対応をしていたため、電話が鳴りやまず通常業務ができない状態でした。国からの通知や県、他中核市と情報を共有しながら、何もないところから積極的疫学調査の実施方法、濃厚接触者への対応、入院調整の仕組み、帰国者・接触者相談センターの設置、ＰＣＲ検査センターの立ち上げ、配食サービスやパルスオキシメーターの貸し出し等の患者支援、就業制限や入院勧告等の書類作成等のさまざまな仕組みを短期間で作り上げました。

２０２１年2月には感染症対策室ができましたが、実質の増員はなく、新しい室ができたといっても、コロナ専属ではないため、結核やその他の感染症も引き続き担当しました。コロナの感染者数が増えるにつれ、電話が鳴り続く定時の時間内には通常業務は全く手が付けられず、コロナ対応に区切りがつく21時ごろから結核やその他の感染症業務をこなす時間になりました。帰宅は23時、24時の日が続き、時間外勤務は月80時間を超え、月１５０時間を超える職員もいました。

感染者が毎日多数発生するということは、保健所が管理する健康観察者や濃厚接触者が累積していくことになり、雪だるま式に保健所業務はひっ迫していきました。

大変な状況でも患者の支援ができるよう取り組む

発生届を受理しても、保健所が1日に電話連絡できる件数を上回り、電話連絡に2日間要してしまうこともあり、「死んでもいいのか」など市民からの苦情も入りました。保健所はＯｎｅチームとなり、1件でも多く電話をしようと必死でした。健康観察の電話では、隔離生活で家族とも会えないために「保健所だけが頼りです」と不安を訴える方の声にも耳を傾けました。

どんなに忙しくても、市民の声に耳を傾け、必要な人に必要な支援が届くために患者支援を優先的にできるよう業務の見直しを常に意識して行ってきました。爆発的な感染者数の増加や新たな株への対応など、国の方針によって本市の対応を急遽変更することが余儀なくされました。国からの通知よりも先にメディアで報道されることもあり、23時から話し合いを始め、深夜に資料作りをし、翌日の準備を完了させたこともありました。国からの度重なるメールや通知に合わせて、速やかな対応変更を迫られたことも時間外勤務の増加の要因になったと思います。

コロナ対応の特徴は、感染者数の波があり、波が収まったら業務がなくなり早く帰れるようになるわけではないことです。通常1年の期間で業務の計画・実行・評価をするものですが、コロナ対応では波のたびにそれらを行わなくてはなりません。また、療養証明書や入院の公費負担申請処理などの事務作業は、波が落ち着き始めたころが業務のピークになります。次の波に備えるために、どんな体制を整備する必要があるのか考えなくてはなりませんでした。

職員の健康を害するような働き方

感染者数の急増に伴い、市役所の本庁にも応援を頼みましたが、応援職員が毎日変わるためにレクチャーや質問への対応など受援体制を整える準備が必要になりました。多くの応援職員が課内で前日の担当者から引き継ぎを受け、事前に応援業務を理解したうえで来てくれました。保健所職員が疲労困憊の中でコロナ対応をしている姿を目の当たりにして、労いの声を掛けてくれる応援職員が多数でしたが、時には「休憩がない」という言葉を聞かされることもありました。保健所職員は、昼休憩を1時間取ることは不可能で、2時や3時に昼ご飯を食べ、弁当を食べながら電話にも出ている状況だったため、その言葉を聞いた時はとても悔しい思いをしました。

また過酷だったのは、連日24時まで働いたうえに、夜間の電話当番もあり、夜中に数回電話が鳴り、睡眠時間が削られたことです。夜中や明け方まで対応しても、翌日休みになるわけでもなく、睡眠時間3時間で出勤の日もありました。一度寝ると起きられないため、寝室ではなくリビングで寝て、寝過ごさないようにしました。休日出勤のために週1回の休みしか確保できず、家族と過ごす時間も少なく、家のことは夫に任せることが多くなりました。家族はそれでも文句を言わず、いつも疲れて帰る私を見て、とても心配していました。

他の職員も十分な休養が取得できず心身の疲労が溜まり、食欲不振で徐々に痩せていき、免疫力低下から口内炎が多数できてなかなか治らない、蕁麻疹が治らない、胃腸症状に悩まされるなど体調不良をきたしながらも、職員同士がそれぞれの家庭の事情を理解し、助け合い、自分だけでなくみんな同じ気持ちなんだと思っていました。常に市民のためにどうしたらいいかを考え、必死にコロナ対応をしてきました。

感染者や家族に寄り添いながら

デルタ株の時の感染者は、発熱が続き呼吸苦の訴えが多く、自宅療養中は不安な毎日を過ごす方が大勢いました。パルスオキシメーターは不足し、毎日の健康観察は緊張感がありました。感染者が急増するたびに入院医療機関が満床になり、入院すべき人が入院できない問題が発生します。入院するために優先順位をつけるのが保健所職員でよいのかと葛藤し、入院できてホッとしたのも束の間、悲しい結果になった方もいました。その時の悲しみは今でも忘れられません。当時はコロナで亡くなった方について報道発表をしなければなりませんでした。亡くなって間もないにも関わらず、家族へ報道発表をどこまで公表してよいか確認をしなければなりません。家族の気持ちを考えれば、こんな電話をして申し訳ない気持ちでした。感染者本人や家族が苦しんでいながらどうすることもできない気持ちと毎日向き合っていました。

そんなある日、パルスオキシメーターが返却された封筒の中に、こんなメッセージが同封されていました。「保健所の皆様　本当に毎日毎日大変な状況だと思います。皆様にも大切な家族、大切なものがたくさんあると思います。どうか無理をなさらないでください」。このメッセージを受け取り、みんなの疲れきった心が穏やかになりました。今ではこのような手紙がたくさん届くようになり、感染症対策室の壁にすべて貼付し、私たちの励みになっています。

保健所職員は感謝されることが少ない環境の中でも、使命感を持ち、健康危機管理のために業務を遂行しなければならないことが多くあります。コロナ禍で保健所が一丸となれたように、災害時や次なる新興感染症の発生時には、この教訓が活かされると思います。市民の命と暮らしを守るためには、まず職員の心身の健康を害することがないように組織として時に強制力をもって休養を義務づけ、現場の声に耳を傾け、勤務体制を改善することが必要であると考えます。

証言6

療養証明書と全数把握の見直し

梁瀬（やなせ）　和美（かずみ）（診療放射線技師）
千葉県
千葉県職員労働組合

新型コロナウイルス感染症は、当初「感染症の予防及び感染症患者に対する医療に関する法律」（以下‥感染症法）の指定感染症に位置付けられ、結核などと同じ2類相当で、疑いを含めて「発生届」が出された方には、「就業制限」とともに「入院勧告」が課せられました。

私は、その方々に、「就業制限通知書」や「応急入院勧告書」などの書類の作成のほか、入院医療費公費負担の業務も行っています。

私が勤務する保健所（A保健所）は、首都近郊の県型保健所で、管轄人口が80万人と多く、２０２２年度は感染症担当の正規職員の保健師を４人から８人に増やし、また他の職場からの応援や人材派遣での対応で新型コロナウイルス感染症対策を行ってきました。

感染拡大によって、目まぐるしく変わる対応

当所においては、22年1月後半まで、自宅療養者を含めた全届出者に対して「就業制限通知書」と「就業制限解除通知書」を発行していました。発行に際しては、登録時の電話調査のほか、療養終了に際しては「本日で療養を終了します」と電話連絡をしていました。

当所では毎日の発生届が千件を超えるなど、あまりにも件数が多くなったことから、22年1月下旬からは65歳以下の軽症の方にはショートメールの案内のみとし、また、療養終了の電話連絡も行わないことにな

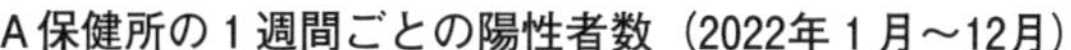

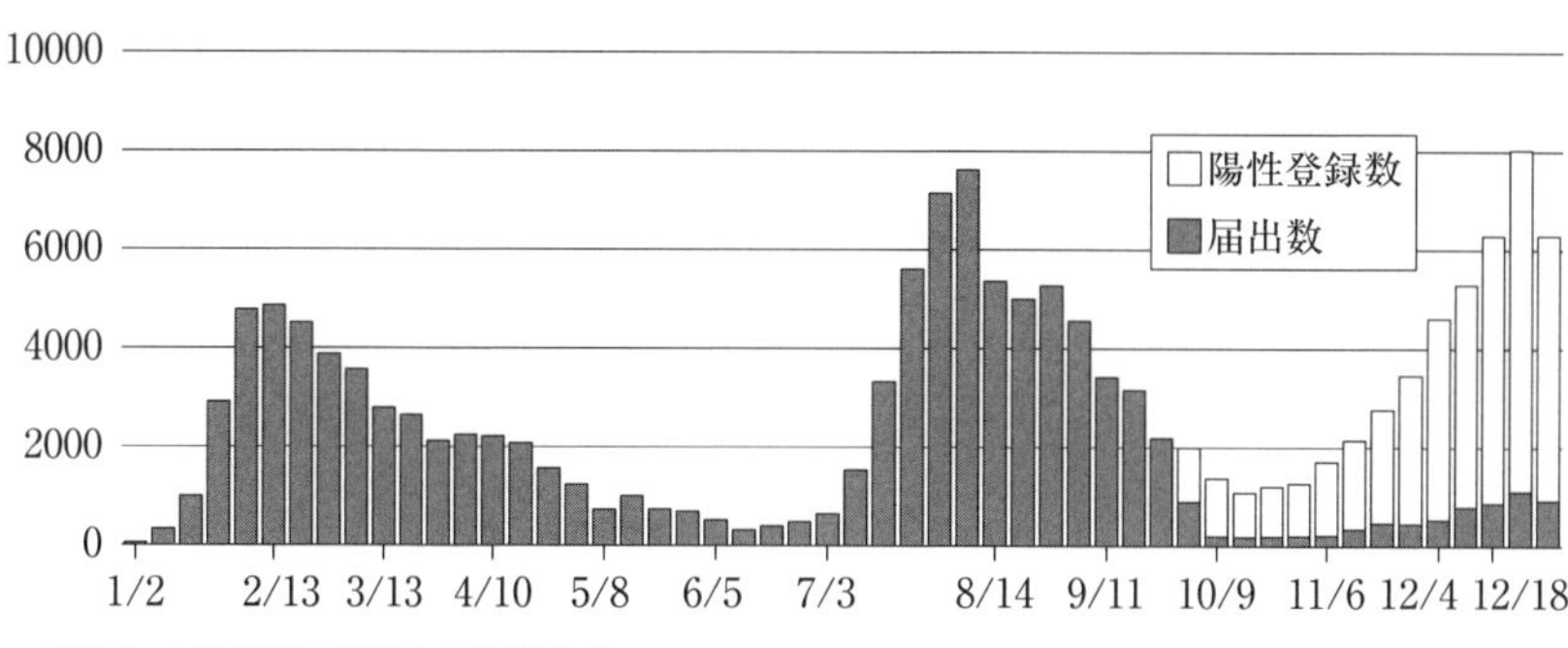

（出所）A保健所の記録より筆者作成

りました。併せて、入院者以外の方への「就業制限通知書」と「就業制限解除通知書」の発行を止め、希望する方に「療養証明書」を発行することになりました。

1月27日からは「みなし陽性」という制度が始まり、陽性者の家族で症状があれば、PCR検査等をせずに医師が「みなし陽性」として、陽性者と同様の届出ができるようになりました。ただ、厚労省アプリ「My HER-SYS」ではみなし陽性者の療養証明書は表示されないという難点がありました。

発熱外来を受診するために朝5時から並んで待つなど、受診できない方が続出したため、高齢者や症状の重い方が受診しやすいようにするために、2月18日には「陽性者登録センター」も開設され、併せて抗原検査キットの無料配布も行われました。登録センターでは、自己検査や検査センターでの陽性者をネットを介して登録する機関ですが、登録までに2～3日を要することもありました。

第6波（22年2月）では、「具合が悪いので至急医療機関を受診したい」とか「発熱外来がいっぱいで受診できない」といった電話がひっきりなしにかかってきました。そこに希望者への「療養証明書」の発行申し込みで、さらに電話件数が増える状況でした。また、各人に終了時期を伝えられなかったことから、「10日過ぎても具合が悪く、3週間仕事を休んだので、その証明をしてほしい」とか「療養期間の延長を相談したかったのに電話がつながらなかった」などの意見も多数いただきました。話を聞いていく中で、保険会社の入院保険金では、「一時金として10万円、1日1万円。家族4人で100万円近くになるのだが、もらえないのはおかしい」などの生々しい声もありました。

この時も、私たちの仕事は、日中は電話対応し、5時過ぎからコロナ関係の事務処理や起案（毎日100件を超える療養証明書の作成や発送、入院患者への各種通知や公費申請の案内、病院と本人への公費負担決定通知書の作成・発送など）、そして9時過ぎてから本来業務の結核事務作業といった具合で、毎日夜10時過ぎまで仕事をしていました。

第6波は、22年3月に入り徐々に減ってきました。5月になって管内の一日の発生も100人を下回る日も多くなり、6月には50人を下回る時もありましたが、フェーズが下がれば高齢の無症状患者を入院させるため、入院患者が大きく減少することはありませんでした。県では、陽性者が減少したことから、2月に開設した「陽性者登録センター」を6月12日で一旦休止することになりました。

「第6波」を大きく上回る「第7波」の感染者

管内の陽性者数はあまり下がり切らないまま7月に第7波が始まりました。管内の1日の陽性者数は7月中旬には1200人を超える状況です。県は7月21日に「陽性者登録センター」を再開しましたが、30分ほどで1日の登録上限（当初は200人程度）に達したため、ネットがつながらなくなるといった状況が2週間ほど続きました。その影響は大きく、保健所には苦情の電話が殺到しました。「キットで陽性だが登録ができない。3日間も登録できないのはおかしい。3日前にさかのぼって証明書を出せ」というような電話を多くいただきました。昼休み時間も電話は引っ切りなしで、毎日の電話対応で大きなストレスを感じる時期でもありました。

なお、7月22日には濃厚接触者の待機期間が原則7日間から5日間へと短縮されています。

療養証明書については、保険金のほか職場への証明として提出する人も多くいたようです。電話での申し込みのほか、インターネットからの申し込みも可能です。また4月下旬からは My HER-SYS の画面でも「療養証明」を確認することができるようになりましたが、それでも発行希望は多く、大きな事務負担となっていました。県では8月1日から「療養証明書発行センター」を開設して、保健所業務の軽減を図りました。当所での1月下旬からの療養証明書発行件数は12000件を超え、切手代だけで100万円を超えています。電話の大半は療養証明書に関することという日が多くありました。

第8波は8月に入って徐々に減少傾向を示してきました。それでも毎日500人前後の陽性者数です。9月7日、国は療養期間を10日から7日に短縮すると発表しました。

感染者の全数把握の終了、そして2類から5類への移行へ

9月後半に入り、ようやく300人前後までの陽性者数となりました。そして9月27日に医師の負担軽減を目的に全数把握を終了することになりました。医師から届出される方は、65歳以上の方、妊娠している方、コロナにより入院が必要な方、そして酸素投与またはラゲブリオ等による治療が必要な方です。これにより発生届の件数は従来の7分の1まで減少させることになりました。なお、発生届を上記4類型に限定したのは、みなし入院として出していた入院保険金をできるだけ減らす目的があり、4類型に該当しない陽性者は、自身で陽性者登録センターに登録することになり、入院保険金の対象外となりました。

電話では、「医師からの届出がなければ療養証明書を発行できない」ことを伝えると、「保険金をもらうための届出を出してもらうにはどうしたらいいのか」とか「自分は基礎疾患があり、リスクが高いのに届出対象にならないのはおかしい」「パキロビッドやラゲブリオを処方してくれるところを教えてほしい」といっ

た意見も多くいただきました。また、病院でも同様の相談があったようです。

現在、感染症法の5類に向けての検討が行なわれています。5類になれば「入院勧告」がなくなり、関連の書類作成が一切なくなります。しかし、医療費補助や行動制限も行なえなくなることから、新たな波が来る危険性もあります。ワクチンの効果の実証も不明瞭で、また死亡者数が減少しない中での大転換は、時期尚早のような気がしてなりません。

証言
7

クルーズ船ダイヤモンド・プリンセス号患者受け入れから始まった指定医療機関の体験と教訓

波多野（はたの）　恵（めぐみ）（看護師）
静岡県
中東遠総合医療センター労働組合副執行委員長

当院は、2020年2月11日にクルーズ船「ダイヤモンド・プリンセス号」のCOVID‐19の患者を初めて受け入れ、以後感染症指定医療機関として軽症から重症患者の受け入れを行ってきました。

私は当初、一般病棟で働いていたため、昼の全国ニュースで当院の看板が映ったことで受付へ批判に来ている住民がいることを聞き、受け入れをスタートすることを知りました。

コロナ病棟となる陰圧個室のある病棟のスタッフは、数日前に受け入れることを知らされました。未知のウイルスに対して自分たちでマニュアルを作成しながらの仕事が開始され、初めて防護服を着た時は戦地に行くような気持ちと聞きました。エレベーターに乗ろうとした時も目が合うと閉めるボタンを連打されたり、シャワー室や更衣室の共有を拒否されたり、医療現場の中でも偏見・差別があったとも聞きました。

そういった時に、当院の院長は各部署を回りスタッフの声を聞き、すぐに改善しようと動いてくれました。院内への一斉メールで「誹謗中傷があれば私が説明に回ります」と心強い言葉をかけ、パソコンにログインすると病床使用率・県や中東遠地域の状況を知ることができ、金曜日の夕方には院内放送で職員への感謝の言葉、全員が同じ目標に向かえるように目標設定や励ましの言葉をかけ続けてくれました。世界中でマスクや手袋が不足した際は医療物資の院内在庫と金額をメール配信。マスク不足の時は、飛沫の恐れのない場合には1週間に1枚の使用でマスクを手洗いするなどの節約意識を持たせ、危機感と在庫がある安心感を与えて「知らないこと」への不安をなくしてくれました。また、テレビへの出演や新聞を活用して感染対策や病院の活動を伝えることで、市民だけでなく県民が安心して過ごせるようにと配慮してくれました。そのような院長の気持ちがとても心強かったです。

鎮痛剤を内服しながらの連続勤務

当院は掛川市及び袋井市をはじめとする中東遠地域の基幹病院であり、院内感染やスタッフの休職、地域の施設でのクラスターは診療の制限につながります。そのために第1波から医療現場を守れるよう「全国小中高一斉休校時の院内学童開催」「職員・家族対象にワクチンの職域接種」「掛川・袋井市の大規模集団接種への病院職員派遣」「県が提供する軽症者ホテルへの職員派遣・オンライン診療・往診」「高齢者・障害者施設への感染予防対策講習会」「高齢者・障害者施設に感染発生時の直接指導」を行いました。

2020年5月に専用病棟が開棟。開棟に伴い病棟縮小・合併を行い人事異動がありました。私は一般病棟で馴れない疾患を診る不安、帰宅しても勉強の日々、他科の医師とのコミュニケーションをとること、患者への精神的フォロー（一般病棟でも面会制限となり手術時も顔を合わせる程度。携帯電話を持っていない患者は家族と話せず寂しく泣くことがありました）と家族への状態報告の電話等で、残業が多く心身ともに疲れ、志願して一般病棟からコロナ病棟に異動しました。

第5波は、8月12日から徐々に入院者数が増え、1日6人以上新規入院があり、最多で29床受け入れていました。食欲不振・下痢による脱水患者の受け入れ、重症化リスクの高い患者の抗体カクテル療法の実施、呼吸状態の悪化による救急病棟への転棟、ホテル療養へ切り替えのための退院準備で日々業務に追われました。一般病棟からスタッフを招集しようと思っても交代勤務のため勤務調整を行う数日間は、10時～20時45分の9時間45分勤務の遅番では、勤務時間のうち8時間以上防護服を着て対応し、休日出勤をする日が続きました。1度防護服を着ると水分補給もままならないため脱水症状が現れ、頭痛を抑えるため鎮痛剤を内服しながら働きました。連休がある時は、休みのうち1日は療養ホテルでのアルバイトに入るようにしていましたが、休日でも病院からの応援要請があり、アルバイトも含むと連続9日間勤務の時もありました。

防護服を脱ぐ時間もない日々

自宅療養者が増えることで「熱が下がらない」「食事がとれない」「息が苦しい」と病院への問い合わせや救急受診が増加し、徐々に通常診療への影響が出てきました。医師・看護師長、事務スタッフ、看護学生がチームを作り、一日最多139人の自宅療養者に電話問診を行いました。事前の健康状態の把握を行い日中の受診を促すことで、夜間や休日の救急搬送による救急部門への負担軽減や自宅療養者の安心へとつなげました。外国人の入院も多くコミュニケーションをとることが難しかったため、通訳と三者通話ができるように携帯電話の購入やホームページを多国語で閲覧できるようにしました。

2022年4月からコロナ病棟は各病棟よりスタッフ2名ずつ計20名を集め3～6か月ごとの交代制とし、8時15分～20時30分の11時間45分の長日勤と20時～9時の12時間夜勤体制で行いました。

7～8月初旬に複数の病棟でクラスターとなり、濃厚接触者を含み1日最多134人ものスタッフが休み、手術や入院制限がかかりました。感染者数は予想を大幅に上回り、コロナ病棟への入院者数も日を追うごとに増えました。当初は看護師20人で17床受け入れが、夕方には25床、翌日には30床と急激な受け入れ者数の増加で、最高40床まで受け入れするように指示がありました。1病棟閉鎖し体制を強化するまでの間は、日勤・夜勤ともに残業を含め15時間で1時間の休憩さえ取れない状況にあるだけでなく、防護服を脱ぐ時間も十分にありませんでした。入院してくる患者の大半は高齢者でした。デイサービスでの感染により自宅療養を余儀なくされ、老々介護をしている介護者への感染により夫婦で入院することもありました。入院してくる患者はコロナ肺炎ではなく、誤嚥性肺炎・食欲不振、脱水による入院で30分から1時間おきに管で痰を取り、点滴や食事介助、おむつ交換の日常生活援助が必要でした。認知症の患者も多く自分で酸素を外してしまう、点滴を抜いてしまうなど介護度はとても高かったです。元々自分で動けていた患者も寝たきりとなり食事にとろみを付けたり刻む必要がでてきたことで、在宅では面倒をみられないと転院する患者もいました。

4日連続で看取りに立ち会うスタッフも

第8波は、連日死者数の発表がされていたように亡くなる方がとても多く、4日連続で看取りに立ち会ったスタッフもいました。軽症であっても倦怠感や2～3日の発熱、咳等の症状が出現し、若く体力がある人はすぐに回復しますが体力の落ちた高齢者ではそうはいきません。少しの体調不良が原因で誤嚥性肺炎や脱水に進展してしまいそのまま体調が改善せずに亡くなってしまいます。基本的に面会を行うことはできませんが、亡くなる直前や意識のあるうちに会わせてあげたいという思いから、主治医に許可をとり家族に防護服を着てもらい面会を行いました。

COVID－19は株の違いにより、症状や患者の特徴、物品、対応にあたるスタッフの人員も異なりました。医療現場は24時間対応であり交代勤務をしています。第6波までに4回の病棟編成を行い現在に至りますが、現場が増員を希望しても特殊な業務が多いため、指導や勤務調整が必要となります。そのためすぐに対応することは困難でした。予測すること、普段から現場と管理部門の信頼関係を築くことで、「言っても無駄だから」「何で気づいてくれないの」という諦めや不満をなくすことが迅速に対応することにつながると感じました。

地域医療を守る責任は、病院職員としてだけでなく、同居家族の状況に応じた理解と協力がなかったら乗り越えられなかったと思っています。

証言
8

基幹病院でクラスター発生——患者のいのちを守る市立旭川病院の役割

橋本（はしもと）　はるえ（元看護師）
北海道
市立旭川病院職員労働組合
執行委員長

旭川市の基幹病院でクラスター

２０２０年11～12月の同時期に、旭川市内の基幹病院である総合病院とＹ病院（２６３床）で、職員・患者のクラスターが発生しました。二つの病院のクラスターによる感染者数は、旭川の総合病院で２２０人、Ｙ病院で１８７人。当時、Ｙ病院の新型コロナウイルスに対する認識、対策の不十分さがクラスター発生の原因の一つであることが指摘されていました。

クラスターが発生した二つの病院の重症者やがん治療患者を、市内のその他の基幹病院で受け入れ、そして外来患者はその他の病院で受け入れなければならなくなり、旭川市内全体の医療体制・機能がひっ迫しました。感染症病棟を持つ市立旭川病院でも、通常の患者の受け入れとコロナ患者への対応で必要な医療の提供に困難が生じました。

市立旭川病院には、職員・患者のクラスターが発生した二つの病院から各２００名以上の感染者がコロナ病床（40床）に入院しました。患者さんは寝たきりの人がほとんどで、夜勤時、２時間ごとの体位交換を終えたと思ったら、もう2時間たっており、また最初の患者さんに戻って、体位交換をするという状態で、看護師は休憩をとることができませんでした。

コロナ病棟にはＹ病院の看護師も入院していて、咳をしながら「大変でしょう。手伝うかい」と話しかけられたこともあったとのことでした。もちろん断ったが、Y病院看護師も大変さを理解していたとのことです。そんなエピソードもありました。

夜勤を終えて帰った看護師は、ひたすら眠り続けたと話されていました。小さい子どもをかかえた看護師も、コロナ病棟で働いて子育てをしながらのコロナ病棟勤務は大変だったと、後になって聞きました。なんとか別の病棟で働けるようにできなかったのかと思いました。

Y病院の患者死亡は38名でした。毎日毎日患者さんが死亡し、看護師は患者さんを看取ることも、見送ることもつらく、うつ的になったと話されていました。その後、コロナ病棟勤務は2月間で勤務交替の体制になりました。

第8波の感染爆発で「医療崩壊」

第8波の感染爆発で「医療崩壊」を起こし、患者の搬送先がすぐに決まらない、「救急搬送困難事案」は過去最多を更新。1日の死者数も最多更新が続き、第8波の死者数は累計死者数の3割近くを占めています。第8波の死者数のうち9割以上は、70歳以上の高齢者でした。

第8波で現場は、今までになく一番大変な状況になりました。コロナ病棟で働いている看護師だけでなく、一般病棟で働いている看護師も含めて職場全体が大変な状況になりました。その要因には、職員自身の感染に加え、家族の感染によって職員が濃厚接触者になったことがあります。職員は、家族に陽性者が出ると当然濃厚接触者となり、仕事を休まざるを得なくなってしまいます。

病棟では、1日3～4人の職員が休む状態が毎日続き、欠員状態がずっと続きました。出勤できる職員が少なくなると、看護師は長時間の時間外勤務を毎日しなければなりませんでした。一人の看護師の夜勤の回数も多くなり、1か月に12回の夜勤があたりまえになりました。

外来では、看護師が少なくなると患者さんが処置の順番を待つ時間が長くなり、「申し訳ありません」とアナウンスをしなければならない状態も続きました。それでも必死で職員は働いて限界の状態となりました。

政府としていのちを守る責任をしっかり果たしてほしい

政府は、このコロナ禍でも公立・公的病院のベッドを削減し、今後も削減の方針を続ける意思を示していますが、決して許されるものではありません。病院で治療も入院もできず、まったく医療を受けられず、在宅、ホテル療養で対応せざるを得なかった教訓が一切いかされていません。

感染症対策のイ・ロ・ハと言われる基本は、①検査でコロナ陽性を早く見つける、②その陽性者を保護する、ことです。このあたりまえのことを、政府は最初から現在もなお実施していません。現場・病院任せ、自治体任せなのです。これでは、救急隊も、保健師も、看護師・職員も崩壊してしまいます。

政府としていのちを守る責任をしっかり果たしてほしいと思います。軍事費を増額するお金は、人間のいのちを奪うお金です。軍事費を増額するお金を、人間のいのちを守るために、医療の充実、福祉、教育にぜひ充ててほしいと切に要望します。

証言
9

コロナ禍での自治体病院の実態

山本(やまもと)　桃代(ももよ)（看護師）
大阪府
大阪自治労連医療部会事務局長

2020年2月のダイヤモンド・プリンセス号で確認された新型コロナウイルスは、多くの医療従事者が不安を抱き拡大しないことを願ったはずです。しかし空しくもその願いはかなわず、瞬く間に日本各地に広がることとなり、当院でもコロナ陽性患者の受け入れがスタートしました。

当時は未知のウイルスということもあり、自分自身や家族への感染といった恐怖心を抱く一方、医療従事者としての責務を全うしなければならないといった葛藤の中での対応に職場は戦々恐々とした状況でした。軽症から重症者、そして感染した妊婦の受け入れも行い、一部病棟を閉鎖し新たにコロナ病棟を開設して対応しました。そのため、一部救急患者の受け入れ停止や緊急手術以外の休止に始まり、一般診療や入院の制限も行われていました。

コロナ感染患者は、少しの会話やちょっとした動きだけでもＳＰＯ$_2$（酸素飽和度）が下がるなどの急変や感染防止強化で通常の2倍以上の人員が必要です。飛沫防止のため、会話も最低限で行いながら、ほんとうは熱いお湯でタオルをしぼり、お身体を拭いたり、シャンプーで髪の毛もきれいにしたいのですが、感染リスクが高くなるため、使い捨ての紙おしぼりでの対応でした。いつも「ちゃんとできなくてごめんなさいね」と言ってケアを行い、看護というより作業をこなすといった毎日でした。患者が増え、また急変する中で、次はだれを優先に挿管すべきかといった、命の選別が始まった恐ろしさを感じました。無力感とともに暑さでフェイスシールドがくもるのと自分の涙で前が見えなくなることもありました。医療者は、自分が感染しているつもりで行動せよといわれており、ある職員は、身内にはコロナ病棟で働いていることも黙っており、高齢者と同居している職員は、家族と離れ1人暮らしする職員もいました。

人員不足で「申しわけない」と思う日々

施設でのクラスターも多発し、多くの高齢者が入院しました。認知・せん妄により、点滴や鼻からの栄養チューブ等を簡単に抜いてしまう。おむつ交換も嫌がって殴りかかってきたりされます。食事も嫌がり、口の中も清潔にしたいが、怒ってしまいちゃんとできない。5〜6人がかりで何とかおむつ交換ができる状態でした。そのような患者さんも1人だけではありません。複数の看護師が集まる時間や余裕もなく、便まみれになってもすぐには交換できませんでした。いろんなケアしたくてもそういった事情でできないことが一番申しわけないと思っていました。

コロナ感染は、患者だけではありません。職員や職員の家族の感染・濃厚接触などで業務につけないため、現場は感染が始まってからは、ずっと欠員状態です。レッドゾーンでのノンストップ勤務で食事も水分補給もできず、生理で白衣が汚れていても交換できないことが何度もありました。そんな状況でも上司から「当たり前や」と言われる。悲しいことに身内でパワハラが起こってしまう。人員不足が長引くことでもたらした悲しい現実です。

私たちは、この間も当該病院・大阪府などへ要望書・要求書を提出し、人員確保含め現場の声を訴えてきました。手当の新設はあったものの、現場で最も必要なマンパワー人員増には直結しません。3年にもおよぶコロナ対応に、改善どころか対応できないことで多くの患者さんがお亡くなりになっても、何も変わらないことに憤りと恐ろしさを感じます。

働き続けられる環境こそが患者のいのちを守る

維新府政には、これまで削減し続けてきた保健所と同様、思いつきや自身のパフォーマンスに現場は振り回されました。医療従事者への〝慰労金〟といった名目でクオカード20万円分が支給されましたが、一律支給ではなく職種やコロナ対応頻度によって20万円・10万円・数万円と金額に格差をつけ、チームで行う医療現場に差別を持ち込む結果に怒りを感じるとともに、もっと必要なところへ優先させるべきといった声が職場からあがりました。

吉村知事のイソジン発言では、吉村知事と松井市長の共同記者会見が行われました。臨床研究で、「ポピヨンヨードによるうがい」を実施し、重症化予防の検証を行うというもので、倫理委員会の審査をへてから開始を予定との発表でした。これも知事・市長の会見で初めて内容を明らかにするという条件で、病院内での情報共有が後になりました。当該病院の職員はみんなTVを観て驚きました。事務局や感染症Drも聞いていなかったと。感染症Drからの、「はっきりとしたエビデンスがない。安易に処方するな」といった内容をその日、当該病院全職員に院内メールを送付しました。結局昨年その事業はひっそり終わりました。

大阪コロナ重症センターは、各病院へスタッフ派遣依頼がされ、現場はさらに人員不足となりました。大阪コロナ大規模医療・療養センターは、実際充分な稼働もなく無駄に終わりました。

そもそも吉村知事は、急性期病床削減の方針です。民間病院にコロナ受け入れを要請し、できなければ病院名を公表すると言っていました。患者さんの転院は、厳しい中でも民間病院にだいぶ協力していただきました。全部がコロナ対応をしていたら、それこそ回りません。

松井市長の雨合羽発言は、雨合羽自体、使用する意味がありません。前開きでは、隙間があることで感染リスクが高くなり、ポンチョでの被りものは、脱衣時に感染するリスクが高くなります。大阪市役所では、雨合羽の在庫がたくさんあり、職員はその整理に追われていると聞きました。

大阪府内の独法化となった自治体病院は、経営優先で運営されています。住民負担となる様々な費用増（出産費・診断書作成・セカンドオピニオン費用）となっています。国の施策でもあるが、紹介状がないと診てもらえない。職員は増えているが、圧倒的に非常勤が多く、安く使われています。賃金・労働条件も大きな改善なく燃え尽きて退職といったケースが後を絶ちません。経験を積み重ねることによりスキルアップしていく。そういった職員が退職すること自体、病院の財産を手放すようなものです。コロナ感染者数の増減に伴い、一般病棟閉鎖・開設にあたり、2年少しの間に8回ほど職場異動となった職員もいました。

病院は、入院したからといって安全な場所ではありません。業務に追われた職員は、患者にとって何が一番いいのか考えることや創造する力が奪われます。何よりも患者さんの自立も奪ってしまう。たとえ患者さんの指1本でもきれいにしたい。そういった気持ちを持ち続けたい。働き続けられる環境こそが、患者さんのいのちを守ることができます。

公衆衛生の充実なく医療は守れません。

証言
10

秋田県横手市西部の病院での感染クラスターを経験して

民谷(たみや)　紀幸(のりゆき)（理学療法士）
秋田県
横手市職員労働組合執行委員

私は秋田県の市立大森病院で理学療法士として働いています。当院で起きたコロナウイルス感染症のクラスターについてお伝えしたいと思います。

当院は秋田県横手市西部の大森町にあるベッド数１５０床の中規模病院で、病院は小高い丘の上に建っており、麓には田園地帯が広がっています。大森町を含む横手市西部地区の高齢化率は37・7%（２０１６年度）で、全国平均を大きく上回っています。そんな田舎の病院ですが、２０２１年1月にコロナウイルス感染症のクラスターが発生しました。当時、秋田県でのコロナウイルス感染症の新規感染者数は全国でも一、二を争う少なさでした。その少なさゆえに感染者が出ると「あそこの職場に勤めている人が感染したらしい」などといったうわさがすぐに広がってしまうような状況でした。

院内で最初にコロナウイルス陽性と判明したのは入院患者のAさんでした。Aさんは腰痛と脱水症状で入院していた患者でした。Aさんには入院前に同居していた家族がいて、その家族のコロナウイルス感染が判明したため、AさんのPCR検査をしたところ陽性が確認されました。入院から約1週間が経過してからのことでした。私たち医療従事者は普段から院内感染への対策として標準予防策（感染症の有無に関わらず、すべての人に対して、血液、体液、汗を除く分泌物、排泄物、損傷した皮膚、粘膜等の湿性生体物質は、感染の可能性があるとみなして対応する方法）を行っています。しかしながらAさんは入院後に徘徊や危険行動、不潔行為などがみられたため感染が広まりやすい状況でした。その結果、1日ごとに感染者が増えていき、最終的に病院スタッフと患者合わせて15人が感染するクラスターとなってしまいました。

職員一丸となってクラスター終息へ

1人目の陽性が判明した日から病院の外来診療はすべて休止し、面会も全面禁止となりました。病院玄関では外来診察にいらした方と事情を説明する職員らで騒然となりました。病棟ではスタッフが濃厚接触者となった場合、勤務が一定期間出勤停止となり、普段から人員不足で忙しくしている状況であるためさらにスタッフが足りない状況となりました。普段は外来で働いているスタッフが病棟に上がるなど、緊急に配置転換などもありましたが、次々に感染者が判明し、さらにその濃厚接触者も出勤できなくなるため毎日本当に人が足りない状況が続きました。病棟のスタッフには万が一のことを考えて家族に感染を広げないように病院に泊まり込む職員や、何日も連続で出勤している職員も散見されました。私が所属するリハビリテーション科も入院・外来ともにリハビリ業務は停止となり、感染物を入れる段ボールやフェイスシールドを組み立てたり、感染ボックスの回収業務を行ったりといった普段とは違う業務をひたすらこなす日々が続きました。感染ボックスは毎日山のように積まれ、トラックで1度に回収しきれないこともありました。

病院全体が陰鬱とした雰囲気に包まれている中、数日後に秋田県コロナ医療支援チームであるACOMATの職員が病院に派遣されました。それまで病院で行っていた感染危険区域と活動区域を分けるゾーニングがACOMATによりさらに徹底して行われ、朝・夕2回のコロナ対策会議も行われるようになったことで、クラスターの終息に向けての士気が高まりました。また外部の事業所から看護・介護職員も派遣され、コロナ患者への対応で手薄になった病棟の一般業務をフォローしてもらうことができました。何日か新規の感染者が0の日があると「このまま終息してほしい」と願っていましたが、新たに感染者が発表されるとまたふりだしに戻された気分になり、一喜一憂する日々が続きました。病院職員全員が一丸となってなんとかコロナクラスターの終息にこぎつけたのは最初の感染者が判明してから27日後のことでした。

住民や子どもなどからの支援やメッセージが励みに

クラスター終息に向けて奮闘する間、一般の方や関係機関などから様々な支援や激励の言葉をいただきました。インスタントラーメンや栄養ドリンクなどの食料品の支援は、病院に泊まり込みで働く職員にとって大変ありがたいものでした。フェイスシールドは1回の処置のたびに消費していたため大量に必要としていました。当時不足していたマスクなどの支援もありました。また子どもたちからは医療従事者に向けた心温まるメッセージをいただきました。

2019年、厚生労働省は市町村などが運営する公立病院と日本赤十字社などが運営する公的病院のうち約4分の1にあたる全国424の病院について「再編統合について特に議論が必要」とし、再編統合の対象となる病院名を公表しました。秋田県においても5つの病院が名指しされ、市立大森病院もその中のひとつに入っていました。これに対し住民有志の方々により「市立大森病院を守る市民の会」が結成され、病院の存続を求める署名が集められ市に陳情書として提出され、横手市長からも市立大森病院を存続していく意向が示されました。このクラスターにおいても同様に住民の方々からは心配の声とたくさんの激励の言葉が寄せられました。

その反面、誹謗中傷や差別も少なからずありました。すべての病院職員と患者はPCR検査を受けていましたが、陰性が確認され濃厚接触者にも該当していないにもかかわらず、店舗の利用などを拒否されるなどの事例が相次ぎました。差別は病院職員本人にとどまらず、その家族にまで及び、子どもらは登校を制限されたり、家族は職場に出てこないように言及されることもありました。

地域の健康を守るための人員の確保が必要

２０１９年12月、中国武漢で初めて新型コロナウイルスに感染した患者が報告されてから3年余りが経過し、２０２３年5月には政府がコロナウイルスの感染症法分類を2類から5類へと変更する方針を固めました。これまで自粛せざるを得なかった大人数が集まるイベントやお祭りなども何年ぶりかに開催されるなど、かつての活気を取り戻しつつあります。今思い返すとクラスター発生当時はコロナウイルスに関しての情報があまりにも少なく、不確定で、皆が未知のウイルスに対して恐怖心を抱いている状況でした。そういった中ではクラスターが起きてしまった病院の医療従事者は他の方々と比べると感染リスクが高く、ウイルスを持っているかもしれないと恐れられる対象であったのかもしれません。クラスターを経験して思うことは、コロナウイルスを正しく恐れるということです。どういった感染経路をもつのか、どんなことはしてはいけないのかを理解していれば、誹謗中傷や必要以上に距離をとって差別することもなくなると思います。

公立病院の医療従事者として住民の方々の健康を守り支えるのが私たちの使命ですが、「市立大森病院を守る市民の会」をはじめ様々な人から支えられているということを心から実感した出来事であったと思います。病院としては今回のような感染症のみならず大規模な災害や事故など有事の際に対応できる人員の確保が必要です。また近隣の病院と連携を深め横のつながりを持っておくことで、いざ人員が必要になった場合に職員を派遣するなど助け合えるような関係づくりも必要です。そしてなにより地域住民に愛されるような病院であることが地域の健康を守り、自分の職場を守っていくことであると思いました。

証言11

格闘してきた新型コロナ感染症　そのふりかえりを

西村(にしむら)　留里子(るりこ)（臨床検査技師）
島根県
大田市立病院労働組合執行委員長

第6波以降急増した感染

大田市立病院が位置する県央保健所管内（大田市・邑智郡）の新型コロナ感染症の感染状況は次のとおりです。オミクロン株の流行が主流となった第6波以降感染者が急増しました。

第6波（2022年1月～6月15日）　感染者数　844人　集団感染16件
第7波（2022年6月16日～10月10日）　感染者数3681人　集団感染54件
第8波（10月11日～2023年2月20日）　感染者数5524人　集団感染73件

特に、第7波の時期である8月には看護師を中心に複数職員が感染者及び濃厚接触者として確認され、夜勤体制の維持が困難な部署も発生したために、8月19日から9月4日の期間は新規入院患者の受け入れ制限が実施されました。

次々と対応を迫られる病棟の状況

衛生資材と情報の不足、家族に感染させないための悩み

当初は防護服・手袋・マスクなどの衛生資材の不足も深刻な状況にあり、マスクは1週間に2枚のみの支給、エプロンも不足気味で、ゴミ袋用のビニール袋を看護助手が夜なべをして加工作成したものを使用せざ

るを得ない状況でした。

他の病院での対応状況などの情報も入らず、患者の発生状況は保健所単位に新規感染者数が発表されるのみで、入院医療機関やクラスター発生の学校・病院・施設名も非公開でした。大田市立病院への入院感染者数さえ職員にも公表されませんでした。このように情報が乏しい環境下におかれたために、職員の中では不安が募り職員同士が疑心暗鬼に陥る状況や、罹患した患者や職員が悪者扱いされる風潮までも発生しました。

現在は、島根県が要請しているコロナ感染症患者の入院病床数は公表されており、県央保健所管内では、3病院で合計28床となっています。そのうち、大田市内での受け入れ可能病院は大田市立病院のみで16床とされています。

また、個々の職員が最も悩んだのは、日々感染者に接している自分自身が家族に感染させないためにどうすればよいかでした。勤務終了後帰宅せず、宿舎などに泊まりたいとの要望を受けて交渉し、看護師宿舎の4部屋を確保しました。

急性期病棟のすべてを感染者病床に

元々大田市立病院は感染症対応病床は4床であり、病院当局はそれ以上の感染者が発生した場合の対応として、内科の急性期の病棟（47床）をすべてコロナ患者対応（1室1人入院）として、13床確保することを決定しました（2020年5月1日）。そのため、その病棟に入院中の急性期患者は他の病棟（外科や産婦人科・小児科病棟など）へ移動となりました。受け入れた病棟では内科の急性期患者に対する個別対応が必要であり、業務も繁雑となり時間外勤務が増大する事態となりました。

第7波の時は、島根県からの要請に基づく16床が満床となり、他の病棟でもゾーニング対応にて陽性患者を受け入れざるを得ない状況となりました。それに加えて、病院全体で職員自身の感染や家族の感染による濃厚接触者が相次ぎ、長期休暇者が続出。通常の勤務シフトでは対応不可能となり、呼び出しや勤務変更がました。

多発する事態となりました。呼び出し対応勤務者はシフト変更ではないため、時間外勤務扱いです。勤務シフトはそのままであることから、中には夜勤も含め10連続勤務という超過酷な勤務者も発生することになりました。

経営上の理由から急性期病床の復活、責任ある看護をしたいと涙の訴え

病院側は、コロナ病床確保に対する国からの支援金がなくなるとの経営上の理由にて、２０２３年1月からは、その病棟全体を元の急性期患者用（2床はコロナ患者専用）に戻すことを決定しました。このことは、遠方の出雲市内等への入院を余儀なくされていた住民からは歓迎されました。

しかし、コロナ病床として必要な14床は、新たに回復期リハビリ病棟の一部を充て、その病棟の夜勤体制は、これまでと同様に日によっては看護師１人と介護福祉士２人体制の時もあるとの方針が示されたことから、組合員以外の職員からも大きな不安と、「看護師１人夜勤では患者に対する職員としての責任が持てない」との訴えが巻き上がりました。

このことは重大な労働条件の変更であることと同時に、看護職としての患者に対する責任の問題でもあることから病院側へ交渉を申し入れました。組合未加入者も含めて、涙ながらの訴え、交渉となりました。夜勤協定に反して月9回以上の夜勤が発生する可能性があるものの、夜勤は看護師２人と介護福祉士１人の体制を確保することになりました。緊急時における患者の命と健康を守る自治体病院の役割や看護師としての使命からの判断とは言え、労働組合として自らの健康や家庭をも犠牲にしながらの苦渋の判断でした。

この3月末にて採用後2～3年の看護師を含め計10人もの助産師・看護師が定年をまたずに退職することになりました。このような若年層の大量退職の例は過去にはなかったことです。退職理由はすべて自己都合とされていますが、コロナ禍の中で3年にも及ぶ過酷な労働実態が職員の心身へ多大な影響を与え続けてきたことと決して無縁ではないと思われます。

コロナの影響は病棟だけではない――多忙を極めた検査室など

検査室では、病理・検体検査のプロである臨床検査技師集団として、感染者は絶対に出せない、との強い決意でコロナに向かいました。そのことは逆に毎日毎日が強いストレスとの闘いとなりました。

コロナ患者の血液検体は、安全キャビネットの中でアルコール消毒してから各部署に配布し、別の場所に保管します。尿検体は検査終了後、次亜塩素を入れて消毒してから廃棄します。コロナの検査は二重手袋で手順に従って実施します。これらは、すべてこれまでにはなかった対応です。

病棟でコロナ患者が発生すると、病棟の患者＋職員のＰＣＲ検査を検査室にて実施します。1度に40人以上行いますが、ＰＣＲの検査機械は1度に8人分しかできず、1検体45分位かかるので、長時間必要です。検査を受ける職員の勤務時間も異なるので、当直以外の検査員も必要になる事態が何度もありました。

病院職員は、勤務前検査をして、陰性の人は濃厚接触者でも働くこととされているため、8時には検査室へ検体が来ることになります。そのため7時30分には安全キャビネットを稼働させて待機していました。検査室は1名の欠員状態の中、通常の個々の検査に加えて、ＰＣＲ検査、コロナ抗原検査対応が求められるという過酷な実態となり、その状況は、病院長が直接検査室へ陣中見舞いに訪れたことにも象徴されています。また、診療放射線技師や理学療法士・作業療法士の職場でも、家庭内感染や濃厚接触による休暇者が発生し、限られた人員での患者対応を迫られたことは全く同様の事態でした。直接患者さんと接する業務のため、不安と緊張の連続・強いストレスとの闘いでした。

今後の感染拡大時の対応を求める労働組合の役割

労働組合では、全国的にコロナ感染拡大が進行し始めた２０２０年5月1日に、患者受け入れに関する情

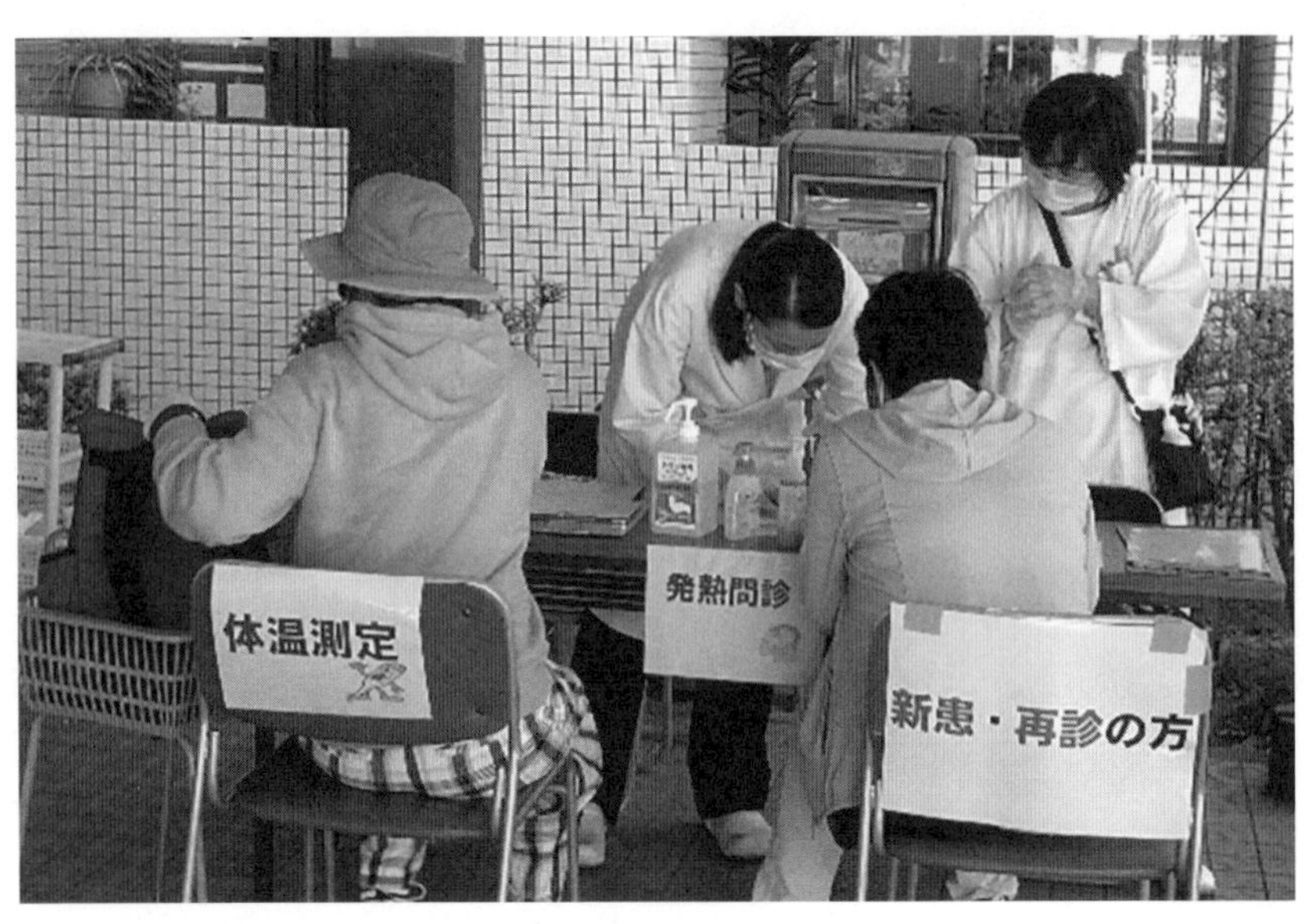

医療……本文と写真とは関係ありません

報・院内の対策会議情報などをすべての職員に周知することや、医療崩壊を防ぐために必要な環境整備を進めることなどの9項目の申し入れを行いました。6月5日には、病院当局とその内容についての交渉・話し合いを行いました。

また、回復期リハビリ病棟へ病床変更することに伴う申し入れを行った際に（2022年11月28日）、「この間の職員の対応・業務内容等々について、評価すべき点や改善点も含め全職員間で共有することは、今後の感染拡大時への対応などを含めて極めて重要であるため総括をすること」も要請しました。

第8波までの過酷な経験をしてきた今こそ、この間のふりかえりを行い、自治体病院として、またそこに働く自治体労働者・医療従事者として、そして、住民の幸せとは何か、そのために私たちに何が求められているのかをじっくりと検討・検証しなければならないと考えます。

証言12

コロナがもたらした影響

仲江（なかえ）　玄（げん）（看護師）
和歌山県新宮市職員労働組合執行委員長

2020年に入り、新型コロナウイルス感染症と言われるものが全国的に広がりを見せ始めた。感染者の広がりは寄せては返す波のように増えたり落ち着いたりを繰り返した。報道などでは「第○波」といったように表現されているが、政府は第2波から数えることをやめている。未知のウイルスに対する不安と恐怖が広がっているなか、当時の首相は先走って全国一斉休校を呼び掛けた。そして、次に打った一手とは〝マスクを配る〟ことであった。対策会議を開いても、その内容を後に繋げるように検証が行われているとは言えない。

感染の急拡大は行動自粛などの影響を受けた飲食業界の打撃が相当大きなものになったが、感染者が増えると自ずと病院や保健所にも大きな影響を与えた。大阪では、維新政治の暮らしと命を切り捨てる政策のもとで保健所や病院を減らした結果、真っ先に医療崩壊が起こった。府知事が行ったアピール的な有識者会議は連日テレビで報道され、府知事がリーダーシップを発揮し対策に取り組んでいると映り支持を得ていた。だが、実際は医療崩壊が起き現場は混乱し、受け入れ先が見つからずに救急患者が救急車の中でたらい回しになる現状や保健所が早々に実態把握に白旗を上げる現状であった。目先の人件費を削って人減らしや公共施設の削減を行い、最後に一言「自己責任」で片づける姿勢には憤りを感じる。

私たちが暮らす和歌山県の新宮東牟婁地域に本格的にコロナ感染が蔓延したのは2022年になってからだった。院内の患者で感染者が確認されたのを皮切りに院内クラスターが発生、コロナ病棟以外にクラスターが発生した一般病棟もレッドゾーンとして、防護服を着用して業務に当たる日々が続いた。職員の感染もあり、夜勤を含めた急な勤務交代も続き、その日を乗り切るだけで精一杯というような状況であった。コロナ蔓延以前から家族を含めて外出や旅行など自粛を行い、普段から感染対策に気を付けていたが、コロナは容易にあっという間に広がり、現場は混乱し疲弊した。コロナ支援交付金などによって職員に対しても財政的な支援は一定あったものの、それでも現場の状況はなかなか改善せず、退職者が増加し、さらに負のスパイラルに突入してしまった。

コロナは現在社会の様々な問題を浮き彫りにした。「無駄」と決めつけて本当は必要であった病院や保健所を減らし、人員を減らした。結果として、非常に脆弱な社会となってしまった。教訓を生かすことが求められるが、果たして何を学んだのか。ほとぼりが冷めたから感染症分類を2類から5類へ変更するのか。肝心な部分は現場にまかせてはいなかっただろうか。医療もそうだが、国民の暮らしや命を守るために政策を行っていく。軍事費にお金を使っている場合ではない。コロナから得た教訓を生かし、改善していかなければ未来はない。

証言13

コロナ禍の3年。東京の病院、診療所は

椎橋（しいばし）　みさ子（こ）
東京都
東京自治労連書記

東京の新型コロナウイルス感染者の受け入れで活躍したのは、都立・公社病院でした。20年11月の厚労省の調査でも、全国の受け入れ病床数のトップ11は、都立・公社病院です。しかし、感染の波が押し寄せるたびに、都内の中小病院でも、受け入れを広げました。特に第3波以降、経験の少ない、酸素吸入ができる程度の一般病院でも受け入れが始まりました。感染症への対策は、当初具体的なマニュアルもなく手探り状態でしたが、都立病院からの発信や問合せへの対応は、実践的で役に立つものでした。

基本的な対策をしても院内クラスターが発生し、職員の半数が出勤できない病院もありました。もともと、看護師や医師は不足気味で、ギリギリの状況でシフトが組めない事態に追い込まれた病院もあります。

患者の受け入れでは、悪化した患者の受け入れ先がなかなか決まらず、救急車を呼んでも6時間待機してもらう状況も起きました。東京都の入院調整は、全都一括の「調整センター」で行い、2日たっても調整がつかず亡くなられた患者さんもいました。せめて、新聞では使われていないと報道された「酸素センター」の紹介や、全都での調整を重症者にし、このような緊急事態に地域で医師会なども加わった調整を行うなど、できることがあったのではないかと思います。オミクロン株に置換わり、高齢者の入院が増えてからは、退院や転院がスムーズにいかず、病棟では介護が必要な方が増え、人手がかかる。見守りが困難で結局拘束をせざるを得ないなど「これが看護か」「看護とはなにか」と考えさせられることが生まれ、このことが、その後の看護師の離職やメンタル不全にもつながっていると考えられます。

また、発生届を受理した区の保健所からは、「健康観察ができない」患者さんがいると連絡がくることもあり、結局自前で、自院で把握した陽性者の健康観察を行った病院もありました。その数は1院で、20年12月から3か月で1980人に及んでいます。

また、国も東京都も病院支援の名で支援金や診療報酬の条件を変えて、経営支援をしましたが、その都度、支払い条件が違うなど、補助要件や診療報酬の支払い条件が変わり、それに対応しないと補助金や報酬の上乗せがこないなど、病院経営に大きな影響が出ました。

何よりも受診控えや救急の受け入れができないなど、病院として当たり前のことができない、この間にも他の病気が進行して亡くなる方がいるのではないかと、忸怩たる思いでした。

コロナ禍で強行された都立・公社病院の地方独立行政法人化

東京都は、コロナ禍が収まるどころか第7波と言われた2022年7月1日。都立8病院・東京都保健医療公社6病院を「地方独立行政法人東京都立病院機構」に運営を移しました。

都立・公社病院は、コロナ禍で都内のコロナ病床の30%を担い、重症患者の受け入れだけでなく、障がい者や外国人、小児など困難な事例を受け入れてきました。独法化後は、どの病院でも看護師の退職が相次ぎ、派遣看護師の採用などで凌いでいます。小池都知事は、独法化の理由に「採用など柔軟な対応ができる」ことを挙げていましたが、真逆の現状です。

（この証言は、2022年2月に開催した第14回東京地方自治研究集会・分科会での報告をもとに、東京自治労連が編集したものです）

証言
14

高知県へき地診療所　コロナ院内クラスターを乗り越えて

大川(おおかわ)　剛史(たけし)（診療放射線技師）
高知県
高知自治労連医療部部長

へき地診療所で院内クラスター発生

2022年8月の終わりから9月の上旬にかけ、中山間部のへき地医療を担っている四万十町国保大正診療所で院内クラスターが発生した。

新型コロナウイルス感染の「第7波」で、高知県内は医療機関の逼迫(ひっぱく)が続いていた。感染者増加によって、高知市内の病院は救急搬送受け入れに対応できない事態が起こり、発熱外来受診者も予約が取りづらいほど急増していた。医師や看護師に感染者が出て医療スタッフの確保が難しくなる中、「ぎりぎりの対応」を強いられており、発熱外来を断る医療機関が続出している状況であった。

医療難民を出してはいけないとの思いで、当院の医師はじめ看護師は当院近辺の大正・十和地区のみならず、高知市内の医療機関で断られたコロナ発熱受診希望者の対応を断らずに受け入れて、発熱外来対応を行っていた。

そんな中、一緒に働いているスタッフから、熱があり抗原検査を受けたら陽性だったという報告が入った。それから、身近なスタッフが感染してしまい、これ以上感染者を出したくないという思いがあったが、次から次へと抗原検査でさらなる職員、入院患者にも感染していることが判明した。感染した職員、患者、そして自分たちはこれからどうなるんだろうととても不安になった職員も多くいた。

クラスターとなり、外来・病棟閉鎖、外部の方々の指導のもと、看護師・理学療法士・看護・リハビリ助手のみなさんがゾーニングを実施し、汚染区域（レッドゾーン、イエローゾーン）と清潔区域（グリーンゾーン）に分け、入院患者の対応を行った。

診療放射線技師の私も肺炎患者のX線ポータブル撮影・CT撮影も行った。グリーンゾーンでガウン、手袋、フェイスシールドを装着しイエローゾーンで脱衣を行うが、患者1人1人に対しガウンを換えていたので、グリーンゾーンで着衣、病室、イエローゾーンでの脱衣での往復で時間と労力が大変であった。医師・看護師をはじめサポートに入ったスタッフの仲間たちの労力は本当に大変だった。

病棟のただならぬ雰囲気とガウン、フェイスシールドをした私たちに、不安を感じた患者もおられたと思う。職員自身も精神的にも肉体的にも精も根も尽き果てるほど、きつかった。

ただ、救われたのは患者からの「ありがとう!! 暑くて大変やろうけんど、頑張って!!」という言葉をいただいた時だった。患者もトイレ以外は病室に居たのでストレスもあり、不安だったと思うがその言葉はとてもありがたかった。

全職員がこれ以上感染者を出したくないという思いで協力し合い、9月上旬終息となった。

命の危険にさらされる患者が増えないように

あれから半年が経ち、コロナは感染症法上の扱いを「5類」に、この春にも引き下げる方針が示されるなど「対策緩和」や「平常化」へ向けた議論が進んでいる。

「5類」になった場合、具体的にどう変わるかは今後、専門家の意見を聞きながら決まる見通しではあるが、ただ「5類」になれば、コロナの補助金を経時的に減らしていき、原則として地方自治体は入院勧告などの措置がとれないほか、医療費は一部で自己負担が発生するという、いろいろな問題が起こってくることを懸念する……。

これは、感染者数が多くなってくると現行でも受け入れてくれる医療機関を探すのに苦労しているのに、5類になることでコロナ対策の支援金が医療機関に入ってこなくなり、コロナ発熱外来を受け入れない医療機関が増えてくることも懸念され、また感染拡大が起こり医療逼迫状態になると、さらに状況が苦しくなることが考えられる。

高齢者の場合、体調が急変することがしばしばある。119番して救急隊が駆けつけてくれたあとも、コロナに感染していたり、疑いがある方を救急搬送する場合には、何時間も受け入れ先の病院が決まらないということが起こる可能性がでてくるだろう。現行で感染拡大が増えた時は、まだ県・保健所が必死になって県内全域で探してくれるから、なんとか見つかっている状態だったが、そうした介入がなくなった時に、どうやって病院を探すのか。入院調整はもっと困難になり、一刻を争うような状況下の時に、命の危険にさらされる患者が増えないように国や県に今後も対応してほしい。

今後も続く感染対策

5類になっても医療施設をはじめ公共の施設では、感染対策は今後も続くだろう。世界的にもっともっと感染者数が減ってきて、インフルエンザのように重症にならないような対応策ができてからであれば、いろいろな緩和策を考えられるが、凶暴な変異株が発生して重症化した時にこれまでのコロナ対策の支援金が復活するという担保がない中で何かを変えることは不安に思う。

感染者数の報道は簡素化されるようですが、実際に変異株が発生した時には、基礎疾患を持つ方や高齢の方など重症化しやすい人たちの感染報道対策を国はこれからも考えてもらいたい。ロックダウンや規制をかけるのに報道の力は大きい。

抗原検査キットについても、現行では、県の補助を受けてすべての職員が週2回、抗原検査をする対策をとっている施設は多い。以前は週1回のPCR検査だったが、頻度を週2回にしたことで感染が拡大する前にわかり、施設へウイルスを持ち込むのを水際で防げたケースも増えているとの報告もあった。

ただ現行でも、抗原検査は陰性で出勤してきて、あとでもう1度検査したら陽性になっているといったケースがあり、なかなか陽性率が確実ではなく、見逃すことも多い。5類になって、国や県の補助や支援が減って、検査の回数が減ったりなくなったりすれば、感染リスクは増えていくことも想定できる。

職員の連携と患者の理解と協力があったから乗り越えられた

クラスターの経験から考えると、人手不足を解消するために、感染したものの無症状の職員が出勤してきていいといったふうに、今の基準を緩めるというのは、危険ではないか。人数が少なくても、患者にコロナウイルスが感染した時には本当に死と隣り合わせとなるので、感染した人の出勤基準を緩めることで人手不足を解消するという考え方はいかがであろう。

へき地診療所で今後、今回のようなコロナ感染症クラスターが発生した時に、必要なのは、へき地でもある一定数の人員や医療の質を確保することが必須であり、へき地医療に対する評価を変えていく必要があるのではないだろうか。

5類になっても感染対策は変わらないので、院内での医療スタッフへの負担は大きく、人員確保と感染対策支援の手当代は今後も医療スタッフのモチベーションや人材確保のうえでは継続していく必要がある。へき地でも都会と変わらない人件費増額（基本給増額、特殊手当や資格手当など）や休暇の取得できる医療スタッフの増員が必要である。へき地は若い職員採用が少なく、職員の高齢化も問題となっている施設も多い。そうしなければ、こういった問題は解決しない。

また、5類になれば、患者の医療費の自己負担が増える。現在の枠組みでは医療費はすべて公費で負担されている。そのため、ＰＣＲ検査を受けても、コロナ病棟に入院しても、高額な点滴治療を受けても、お金はかからない。

しかし、5類感染症にした場合、検査費用（ＰＣＲ検査、画像検査、血液検査など）、治療、酸素投与、人工呼吸管理など3割負担となると医療費が高額になるため、感染しても医療機関にかからない人が増え、重症化してから救急搬送されるケースが多くなるのではないだろうか。コロナ感染特例として、新型コロナと診断された方は、公費で補うなどの行政の対応ができればと切実に思う。

昨年の夏のあのクラスターは、職員間の連携、助け合い、患者の理解と協力がなければ乗り越えられなかった。これからも、地域に寄り添い、人とのつながりに感謝しながら、仲間たちとこの大正診療所で頑張っていきたい。

証言15

福岡市における24時間コロナワクチン接種について
――医療労働者の労働管理のありかたとは

樋口（ひぐち）理恵（りえ）（看護師）
福岡県
福岡市立病院職員労働組合
書記長

2021年6月24日、高島市長は定例記者会見で「福岡市は国内で初めて、24時間ワクチン接種を開始する」と発表しました。会見の詳細は「市民病院で、市民病院の職員が対応する」とのこと。労働組合にはまったく説明も合意もなく新たに夜間事業を開始することは、明らかに不当労働行為です。急ぎ病院機構本部（以下、機構本部）へ確認し翌日、詳細についての説明を受けました。

内容は、「21時から翌8時までのワクチン接種業務に市民病院職員から医師1名、看護師2名、事務職員1名を募り7月20日から開始予定。期間は未定。あくまでも〝市の事業に協力する〟ものであり、個人の希望による手挙げ式なので機構として関与していない。市のワクチン担当課と市民病院とで直接やり取りをしてきたものであり、機構本部へは22日に市立病院事業担当課から届いたもので、6月25日現在においても本部は金額等の詳細も把握していない」という、あまりにもずさんなものでした。

労働組合は機構本部に対し、「長期にわたり、職員の休日を削るような事業協力はあり得ない。職員の健康管理上の問題や、ワクチン事業後の通常業務における患者対応の安全性など、問題は大きく多々ありその責任はどうとるのか?」と主張し7月15日に要求書を提出。本部は「あくまでも市の事業への協力を本人の希望で行う、手挙げ式と聞いている」と繰り返しました。職員は休日に働くため長時間労働となる点を指摘すると、「労基署へ確認したところ事業者が異なるため問題はないとの回答を得た」と法律上の問題のみを答え、勤務間インターバルの制限などの、労働者の健康を守るために必要なことを具体的に考える素振りは一切見られませんでした。

この事業を引き受けた責任はどこにあるのかと何度も確認しましたが、当初は「夜間ワクチン業務中の事象については市の責任、通常業務においては機構の責任」と医療事故や針刺し事故についてのみ答え、職員の過労に対する安全配慮義務についての答えは的を射ず、組合としては「医療従事者を軽視しすぎている！」と言わざるを得ませんでした。

労働組合は、〝夜間ワクチン接種事業前後の勤務〟については、職員の健康・安全管理のためにもっとも重要であると考えています。「ワクチン入り当日は勤務なし、明けはもちろん勤務なし、その翌日も休みでなければ疲労は回復しない。つまり3連休でなければ従事できない。市民病院では3連休はまれだと聞いている。せめて勤務の割り振りを労働組合と共有し意見交換し必要時に改善を図れ」と主張しました。しかし機構本部は「勤務の割り振りはこちらで確認する。週休や年休の割り振りは個人によって様々であり一概には決められないので答えられない」と勤務表の提出すら拒否。要求書についても進捗説明の場で「機構本部が答える立場にない内容が多く、回答できないものと現時点では考えている」と答えたため、「これでは労働組合は【不誠実団交】として大きく動かざるを得ない！」と語気を強めたところ、なんとか勤務表を提示。広げてみると、日勤後の夜に勤務のあいだわずか4時間でワクチン業務に携わる方や、夜勤明け当日業務のオンパレード……しかも、夜勤明けのあと一日しかない休みをワクチン業務に使うものだから実質1週間以上の連続就労が散見された勤務表がありました（表参照）。

8月11日ようやく開催された回答交渉の場でも、労働組合は機構本部へ「この依頼を市民病院だけで賄うには無理がある。せめて機構本部の安全配慮義務を果たすために、連続就労の過酷さを回避する制限を設ける必要がある」と主張しましたが、「市の事業に協力しているだけ」「あくまでも本人の希望」「通常業務に

						ワクチン担当					ワクチン担当前後のシフト														
A	入	明	休	早	日	休	夏	夏	休	日	日	遅	休	日	休	日	早	入	明	休	日	日	遅	休	日
B	休	祝	入	明	休	入	明	休	日	日	入	明	休	日	入	明	休	遅	入	明	休	日	入	明	休
C	休	祝	日	日	日	入	明	休	日	日	入	明	休	休	日	日	入	明	休	日	入	明	休	日	入
D	明	祝	日	日	遅	入	明	休	休	日	日	休	休	入	明	休	遅	入	明	休	休	日	入	明	休
E	休	日	入	明	休	日	入	明	休	日	日	日	日	休	日	入	明	休	日	日	休	日	入	明	休

注）日……日勤（基本 8:30〜17:00）　早……早出（基本 7:00〜15:30）　遅……遅出（基本11:30〜20:00）　入……夜勤入り（16:15〜）　明……夜勤明け（〜 9:15）

支障のない範囲で」を繰り返す機構本部に、怒りを通り越し失望しか残りませんでした。

一晩（7時間）で102名のワクチン接種予約は同年10月30日まで続けられました。この、職員の健康を無視した体制が、（毎日4名従事した場合）のべ832日もの職員の休日を含むプライベートな時間を奪うことになるのです。回答の場で機構本部は、「長期化する場合は市が人員確保する必要があると考える」とはっきり述べましたが、実際は看護師2名の枠は、ワクチン接種終盤の職員の夏季休暇の期限が迫っていた10月末など、どうしても希望者がいなかった数日以外はすべて市民病院の看護師で埋まっていました。3か月は長期化とは言わないというのでしょうか。

私たち医療従事者には「ワクチン希望者には早く接種を」、という強い気持ちがもちろんあります。早く収束を迎えることが最大の目標であり、自治体病院が取り組むべき事業であることも認識しています。ですが、職員の健康と安全を守る労働組合としては、〝職員が疲弊して倒れないよう〟、〝職員が安全に患者対応できるような環境の確保〟を第一に考えて運動を進めていかなければなりません。なぜならそれが、安全に患者さんを守るために最も大切なことだと考えるからです。医療従事者だから、自治体病院の職員だから、コロナ禍だから医療従事者の健康や安全が軽んじられていいなどということは決してあってはならない「差別」だと思います。

この過重労働は本当に必要なものだったのか？

また、毎晩１０２名もの方にとって、日中の医師や看護師の人数が多く緊急時の初期対応を施しやすい時間帯ではなく、人員の少ない深夜にワクチンを打つ必要性が、本当にあったのか？

あらためて国・自治体のワクチン政策・対策が適切であったのかどうかが問われるべきです。

証言16

京都市消防局のコロナ禍での現状

不明門（あけず）正幸（まさゆき）（仮名）
消防職員ネットワーク

私の所属する京都市消防局は、京都府の府庁所在地である京都市にあり、政令指定都市の一つです。人口は１４６万人、府の人口の56・８％を占めます。都道府県全体の人口で過半数を占める都市は東京23区を除くと唯一京都市のみになります。京都市を政令都市で比較すると、人口は第８位、市域の面積は８２７・８㎢で第６位となります。

第二次世界大戦の戦災被害を免れた神社仏閣、古い史跡、町並みが数多く存在し、宗教者・貴族・武家・庶民などのさまざまな歴史的文化や祭礼が国内外の観光客を惹き寄せる、国際文化観光都市となっています。市域には、商業地域や工業地域、住宅地域に加えて、四分の三の面積を占める広大な森林を有しています。市内中心部には幾度となく大火に見舞われながらも戦禍を免れた古い木造密集区域があり、加えて世界歴史遺産をはじめ、国民的文化遺産が数多く現存しているため、それらを守るためにはまずは火災を決して起こしてはならない、という不退転の決意で火災予防に力を入れ、他の政令都市に比べて職員数を増やし、火災などあらゆる災害から古都を守り抜いてきました。

京都市消防局の職員数は２０２２年４月現在、１６５５人で政令都市のなかでは５番目となります。京都市消防局の警防体制は、署所が11署１分署35出張所があり、平常時（非常災害時を除く）の出動可能消防車両は、指揮隊車14台、ポンプ車16台、水槽車31台、化学車３台、はしご車12台、救助工作車７台、航空機１機、救急車は34台で運用しています。

未知の感染症に対する恐怖と感染リスクと向かい合う救急隊員

新型コロナ感染症感染拡大による消防機関の状況を振り返ると、いくつかのフェーズの変化が見受けられました。第1波から第2波の初期のフェーズでは、未知のウイルスとの戦いとの印象が強く、新型のウイルス感染症に対する恐怖心が大きかったと思われます。また第2波のピークは真夏の時期と重なり、感染防護衣、N95マスク及びゴーグルの着装は、救急隊員の体力を著しく消耗するなど、暑熱との戦いでした。

またこのころから、軽症者に対する宿泊療養施設での隔離対策が始まり、本来保健所業務である移送作業を救急隊等消防機関が担うことになり、さらに負担を増大させる結果になりました。ウイルス感染者の搬送後は、除菌作業、除染作業など日々の作業の負担が増大していきました。また、救急隊員自身の感染、他の隊員や家族へ感染させないかといった不安など心理的なストレスも増大していきました。第3波から第6波に至っては、感染拡大時期が夏場の熱中症が増える時期と冬場のインフルエンザ感染拡大時期と重なり、救急件数が著しく増える傾向にありました。このころから医療機関のひっ迫が言われるようになってきました。

感染拡大と爆発的に増える救急出動件数

２０２２年の第７波の時期が京都市において最大の危機のフェーズであったと感じます。夏の高温時期に最盛期が重なり、救急件数は増加の一途をたどり、例年１日平均の救急出動件数が２００件台であったものが、最大１日４００件近くになり、市内の救急車のほとんどが出動するような事態に陥りました。そのため市内において、５隊の救急隊を増隊しました。当然、増隊の救急隊に乗り組むための人員を確保する必要がありました。しかし、このタイミングで消防局内でもコロナ感染症が感染拡大したため欠員も多く、夏休期間中ではありましたが、そのために取り消しになったものや、休日を返上し、部隊配置についた職員も多くいました。また三交替制の他の部からも応援をしてもらうなど、配置要員を確保することが非常に困難な時期でありました。また、受け入れ病院がないための搬送困難事案が多く発生しました。東京では17時間出動を続けた救急車が居眠りし、横転事故を起こした事件も発生しましたが、京都市でも出動時間が3、4時間ほどの長時間に及ぶ搬送困難事案が起こっていました。また受け入れ病院がないために、救急要請の軽症者に対しては、辞退を求めるといったこともありました。第8波がようやく落ち着き出した3月上旬には救急件数も若干落ち着きを取り戻し、救急体制は平常体制に戻りました。

京都市の救急出動件数は、コロナ前の2019年は90469件で緊急事態宣言のあった2020年はコロナ感染を恐れ、救急件数が激減、79014件となっていましたが、翌年の2021年から再び増加傾向になり、2022年は98449件となり、前年比16379件増となり、2023年3月7日現在で18468件と、前年比680件の増加となっています。このように医療機関がひっ迫しているように、救急件数も増加の一途をたどり救急活動もひっ迫している状況が常態化しています。

削減されてきた消防職員　それでも使命感で対応

人員不足に陥った時も、消防職員は使命感が強いため非常事態として、休日返上で勤務しました。しかし、当局はそれを当然のように、夏休を取り消すことを求めたり、勤務の変更を求めたり、消防業務以外の仕事をなりふり構わず押しつけてくるような状態でした。これはまさに消防職場によくある上意下達の強権の執行に他なりません。労働組合があれば職員の勤務の条件や福利厚生について交渉の余地があったと思います。

さらに京都市では、財政危機のため市長のトップダウンで消防職員の150人削減と三交替制から二交替制の導入がなされました。2023年4月から二交替制となり大幅に人員が削減されます。同規模の政令都市と比較して消防職員が多いとの理屈です。先ほど述べたように、京都市は戦禍を逃れた戦前からの木造住宅が密集していることや、歴史ある社寺仏閣が多数存在することに加えて、広大な森林を有していることから他の都市より消防職員を増やして市域を守ってきたのです。

住民のいのちとくらしを守る消防の体制が重要

現在、救急出動がこのようにひっ迫している状況での人員の削減に、救急隊員からは三交替だからなんとか休日に身体が休められるが、二交替になれば身体が持つか心配、といった声や疲労からますます事故が増えるだろうといった声、他の職員からは人員削減され今までの業務量を行うのは困難などの声が聞かれます。このように、財政危機に伴う消防職員の削減と二交替制勤務の導入には市民のいのちと財産を守る、といった視線が全く感じられません。

さらには、福知山市を中心とした北部地域の各消防本部の消防指令センターの共同運用が２０２４年度から始まります。そして、京都市を中心とした南部地域での共同運用が２０２７年度から行われます。そしてその先の２０３０年度には京都府内の指令センターの一本化を進め、最終的には府内の消防組織を一本化する方針が、市民、消防職員に知らされないまま進められています。これは地域愛護の自治体消防の精神を根底からくつがえすものです。

京都市消防局は自治体消防発足以来の危機に直面していると言っても過言ではありません。この危機を乗り越えるためには、職員がトップダウンで言われたままに仕事をしていくのではなく、職員自らが考え、行動しなければ実現できないと考えます。私たち京都市消防職員ネットワークの会は、市民にこの現状を訴えるとともに、多くの職員の力を集めて、未来に向けてよりよい消防を作っていくための手立てを考えていきます。さらにその先には、消防の職場の民主化、団結権回復に向けて進んでいきますので、皆さまの応援をよろしくお願いいします。

証言
17

コロナ禍における救急現場を経験して

吉本（よしもと）　りんご（仮名）
消防職員ネットワーク

私は中部地方の中核市で救急救命士として1日約8件、最高で1日15件、年間約1000件の救急事案に出場する消防署に勤務しております。消防署は24時間勤務、非番週休を繰り返し1か月に10日ほど勤務します。24時間のうち8時間は仮眠や休憩時間になりますが、夜間帯に出場があれば仮眠や休憩をまったく取れないこともあります。

私が医療崩壊、保健所・公衆衛生の脆弱を最初に感じたのは、東京オリンピックが行われた2021年夏ごろの第5波あたりかと思います。さらに居眠り運転をしてしまうほどの疲弊を救急現場で感じたのは2022年夏ごろの第7波あたりかと思います。第7波では抜本的な対策もないまま、それまでとは比べものにならないほどの桁違いの感染者によって勤務員の確保もままならないほどでした。第8波では自らも感染してしまい、その辛さや葛藤を記して、そして今、救急現場では何が起きているのかをお伝えできたらと思います。

2020年　第1波から第2波

2020年春、新型コロナウイルス感染症のため、緊急事態宣言が発令されました。社会生活がストップしたおかげで救急需要は減少し、2020年5月の救急件数は前年同月比で25％減となりました。救急現場では発熱があればコロナの傷病者として対応していましたが、実際のところ初めて新型コロナウイルスの感染者を搬送したのは緊急事態宣言から8か月後、第2波の2020年12月でした。感染者数は現在とは比にならない少なさにもかかわらず未知のウイルスに翻弄されていたことがうかがえます。当時はすべての感染者を保健所が管理し、程度や状態、搬送病院の確保までも保健所の指示で搬送していました。救急隊は感染に留意して決められた病院へ搬送するというごく一般的な活動で、件数も少なく特別な危機感はありませんでした。

2021年　第3波から第5波

しかし、年が明けた2021年の初めのころの第3波から高次機能病院への病院間搬送、自宅療養者の症状悪化による保健所依頼の搬送が多くなり、感染の不安や長時間出動による疲労が徐々にたまっていきました。市内の病院や療養施設は常に満床で、保健所が搬送を指示する病院は2、3時間かかる県内の大学病院や大都市病院が多く、密閉空間を共有するため感染の不安がありました。また、自宅療養者からの救急要請が増えると保健所が行う搬送病院の確保が長時間となり、家族全員が感染している自宅での待機に恐怖を感じました。

東京オリンピックが行われた夏ごろの第4波、5波では感染不安に加えて、完全防備によるヒートストレスや1件の所要時間が多くなることによる休憩時間や仮眠時間の減少などが感染者の増加と比例して増えていきました。救急隊は標準的な感染防御対策のガウン、サージカルマスク、保護メガネに加えてコロナ禍では感染防御用のズボン、密着タイプのゴーグル、N95マスクに安全対策のヘルメットを装着して出動し、すべての救急現場の傷病者が感染していると想定して対応しています。猛暑の日は出動ごとにTシャツを着替えたり、アイスベストを購入したり、汗取りインナーをヘルメットの中にかぶったり、それぞれが工夫して乗り切りました。猛暑にもかかわらず市内各所の高齢者施設ではクラスターが発生。かかりつけの町のお医者さんはコロナに対応できていなかったため、施設の看護師さんやケアマネージャーさんたちが自らの感染、家族への感染の恐怖の中、重症リスクのある入所者を選別し保健所との調整にご苦労されているのを目の当たりにしたのもこの時期でした。また、消防職員の2回目のワクチン接種がこのころで副反応に備えて人員を確保したり、連絡を密に取り合ったりしていました。今振り返ると社会的には一番大変な時でした。特に大きな事故もなく東京オリンピックが開催できたのは本当にすごいと思いました。

2022年　第6波から第7波

2022年の初めからウイルスは徐々にオミクロン株へ置き換わり第6波が到来しました。このころからワクチン接種者が増えてきて、重症化リスクのある方以外は軽症で治まることが判明、療養期間の見直しや飲食店の営業時間短縮の解消など、第5波の10倍の感染者数となったにもかかわらず、社会生活が徐々に経済を回す方へシフトしていきました。

例年夏の時期は社会生活が活発で、ケガや病気に加え熱中症や夏バテからくる体調不良などで救急需要が増える季節となります。このころに起こった第7波は第5波の20倍の感染者数で救急件数は最高になり、1日15件出動することもありました。この出動した日は指令から帰署するまでの時間の合計時間は約820分、14時間弱となり報告書の作成や食事、トイレを除くと仮眠どころか休憩時間もとれない日となりました。職員の感染者もピークとなり、ひとつの出張所が全滅してしまい救急隊の確保のため消防隊を減らしたり、日勤者を急遽現場要員として運用するなどしていました。

8月2日に「国民の皆さまへ　限りある医療資源を有効活用するための医療機関受診及び救急車利用に関する4学会声明」が発出され、65歳未満で基礎疾患や妊娠がなければ、あわてて検査や受診をする必要はないこと、新型コロナウイルス専用の特別な治療法はなく解熱鎮痛薬の処方が治療の中心となりドラッグストアで購入できることが提言され、自宅療養が推奨されるようになりました。このことから全件の15％であった不搬送の割合が31％と倍増しました。コロナを疑い搬送して検査の結果陽性であった場合、入院の必要がなければ帰宅することになります。コロナウイルス陽性者はタクシーやバスといった公共交通機関が使えないので、お迎えや付き添いがいない独居や身寄りのない方などは自宅療養か搬送か悩ましいことが多くありました。また、本当に苦しそうな基礎疾患がない若い方を後ろ髪が引かれる思いで不搬送としたこともありました。

2023年　第8波から現在まで

第8波へ突入し、自らも感染してしまいました。感染経路にまったく心当たりがなく、症状も鼻水程度で当初は感染に気づかず出勤してしまいました。翌日から微熱があり簡易検査キットにて陽性判定で自宅待機となり、もしかしたら同僚に感染させてしまった可能性があるかもと、とても不安でしたが普段からの感染対策や個室仮眠室のおかげで同僚に感染させることはありませんでした。また、このころから軽症者の自宅待機が認知されはじめ、8波は7波ほどの救急要請はなくなりました。このまま新型コロナウイルス感染症が終わりを迎えることを願います。

そして今、救急現場では独居老人の高齢化により、安否確認のための通報や現場外からの通報が急増しています。家族、市役所、福祉施設、ヘルパー、ケアマネージャー、#7119（救急安心センター）、警察などとの連携ができず困り果てた挙句の救急要請が多く、お腹が空いたがご飯や弁当がないとか、病院受診の手伝いを別居の家族に依頼するのが申し訳ないとか、#7119や警察に連絡したら119通報を促されたとか、デイサービスの送迎者が来ないとか、遠方に住む子どもが親と連絡が取れないので確認してほしいとか、とりわけ家族関係の希薄が原因での救急要請が非常に多くなっています。それらの大半は病院に搬送することなく家族や関係機関に対応を依頼して帰署しています。

毎日のようにコロナ感染者と接触していました。自らの感染と感染していた場合に家族や友人、同僚に感染させてしまう不安を毎日感じ、実際に感染してしまいました。しかしながらある資料では救急現場で隊員が新型コロナウイルスに感染したという報告はないとされています。

自己犠牲は消防職員としての矜持であり、当市では現場職員がなんとか踏ん張って国難を乗り切りました。しかし東京では17時間連続で勤務した結果、救急車横転事故を起こしてしまいました。

今回のパンデミックを教訓とし、住民の命を守るわれわれが安心して仕事ができるよう早急に体制が整うことを願います。

証言18

保育職場と新型コロナウイルス

鈴木（すずき）美夏（みか）（保育士）
福島県郡山市職員労働組合
青年女性部書記長

２０１９年12月、雪が積もる庭で雪遊びを楽しむ子どもたちを見守る中、テレビのニュースで飛び込んできた新型コロナウイルスの報道。当時はそれがたった数か月で自分の身近に迫る危険になるとは思ってもいませんでした。

卒園を控えた子どもたちとともにお別れの歌の練習を始めるころには、「玩具、保育室の消毒の徹底」「室内の常時換気」「職員のマスク着用」「毎日の児童・職員の検温の記録」「クラス合同での保育を控える」などこれまでの業務に加え、配慮しなければならない事項が次々と増えていきました。ただでさえ忙しい年度末に前例のない感染対策を求められ、混乱したことを覚えています。

「子どもたちのために」――自治体職員のプライド

自治体労働者としての役割を特に感じたのは緊急事態宣言が出された時でした。小中学校・高校などが次々と休校する中、保育現場に「休所する」という指示はなされませんでした。保育士は保健所や医療機関、警察や消防などのエッセンシャルワーカーとしてこれまでどおり業務を遂行することが求められました。未知のウイルスに幼稚園や民間の保育所が休園する中、在宅ワークのない保育現場に毎日足を運ぶことができたのは、保育所で待つ保育を必要とする子どもたちと自治体職員としてのプライドがあったからでした。

保育現場は常に感染リスクとの戦いです。子どもの長時間のマスク着用やワクチン接種は困難。不特定多数の集団生活に加え、食事の介助や顔面に飛んでくるくしゃみ、服につく鼻水など、自己管理ができる大人だけの職場とは環境が大きく異なります。それゆえに普段から定期的な玩具の消毒や衛生には特に気を使っていましたが、それだけでは不十分だったのがこの新型コロナウイルスです。

マスクの着用により口元が見えないことも問題になりました。子どもたちにより気持ちが伝わるよう、声だけでなく表情でも伝えることが多かったこれまでと違い、目元だけで伝えなければならないのは子どもたちの豊かな心や愛着関係を育むうえでも影響があり、「子どもたちの表情が乏しくなった」とも言われています。

新型コロナウイルスは保育所の行事にも大きく影響しました。大きな行事といえば運動会、遠足、保育参観、お遊戯会、満了式（卒園式）です。運動会は保護者不参加、バスに乗っての遠足や保育参観は中止、お遊戯会はＤＶＤを作成、満了式は保護者1名の参加など、保護者の参加はほとんどなくなり、保護者の理解を得るための配慮は欠かせませんでした。また、感染リスクを抑えながらこれまでどおり子どもたちに様々な経験や学びを深める機会を作ることの難しさを実感したコロナ1年目でした。その後「Ｗｉｔｈ コロナ」と言われるようになると、行事に関しては「リスク回避の中止」という考えから「どう対策したら実施できるか」という考えとなり、各保育所で規模や地域に合わせて行事のあり方が工夫されていきました。今では消毒しながら保護者の入れ替えをしたり、日にちを分けて実施したりするなど様々な実施方法が検討されるようになりました。

子どもたち、保育士にも広がる新型コロナウイルス

これだけの対策を実施していても、やはり感染拡大の波に襲われました。私が勤務する保育所で初めて感染が確認されたのは子どもでした。発熱の症状で欠席の連絡、その後、母親も発熱し、ＰＣＲ検査を受ける

と陽性が判明。子どももその後陽性となりましたが、数日前から鼻水の症状があったため発症日は母よりも子どもが先。「保育所からもらってきたとしか考えられない」と保護者に言われました。陽性の子どもが出ると発症日から5日間さかのぼり、1日ごとに濃厚接触者の特定をする作業がありました。食事、自由遊び、お昼寝などの項目ごとに、誰がどの席でどのくらいの距離で、何分間一緒に過ごしたか、資料を作成します。濃厚接触者と特定された子どもの保護者には連絡と迎えと自宅待機を要請。その後、1週間にわたり健康状態の確認の連絡を家庭に入れます。また、その間に保育所で陽性者が増えた場合にはクラス閉鎖や保育所閉鎖になります。

子どもだけではありません。もちろん保育士にも感染は広がりました。保育士の感染は子ども以上に職場環境を圧迫します。勤務の交代に伴う遅番と早番の連続、人員不足、人員不足でも安全保育と感染対策のための玩具や保育室の消毒は行わなければならないなど、今まで経験したことのない緊張感と疲労が蓄積されていきました。

そんななか、国や県、市から受けた直接的な補助はマスクと抗原検査キットの支給のみです。コロナワクチンに関しては2回目までは職域の優先接種がありましたが、それ以降は各自で予約を求められました。郡山では保育士も調理員も正規職員も非正規職員もフルタイムで９０００円のケア労働者改善が実施されましたが、人勧での賃金は横ばい。ボーナスはコロナ不景気を受けて減額されました。

コロナ感染拡大で顕在化――戦後70年変わっていない配置基準

保育の現状を表現する言葉として話題になった「保育園落ちた日本死ね！」。この言葉が出た２０１６年から待機児童は約8割減少したそうです。要因は受け皿の拡大だと考えられます。待機児童はいなくなり、保育施設は増えました。しかし現場は狭い保育室にぎゅうぎゅうの子どもたち。国の配置基準を超える児童を受け入れ、一人の保育士が保育する子どもの人数は30人以上なんてこともざらです。「保育士1人に子ども30人」この配置基準は戦後70年変わっていません。保育所はあるのに保育士は足りないのです。そして現在、「特別な配慮を必要とする児童」の割合が多くなってきています。具体的にはコミュニケーションがうまくとれない、言葉での指示が通りにくい、集団生活に馴染めない、じっとしていられず保育室を飛び出す、衝動的に手が出るなどの子どもがおり、一斉指示ではなく個別に対応することが求められます。専門機関で診断を受け、療育手帳を持つ子どももいれば、そうでない子どももいます。割合としてはクラスに2～3人いることが当たり前です。そうなると国の配置基準では安全を確保した適切な保育が困難なのです。

それでも私は未来を担う子どもたちを見守り、成長を喜び、信頼関係を築いていくこの職業にやりがいを感じています。しかし、やりがいだけでは続けていくことが難しい仕事だとも感じています。子どもを安全かつ適切に保育するために必要な人員の確保、そしてそのために保育士が自分の労働に対する対価を適切に受けられることが求められています。そして未だに収束していない新型コロナウイルスの影響。いつどこから感染してもおかしくない状況で、そのリスク軽減のため、消毒作業を行う人員増も求められます。

年々、目まぐるしく変わる日本情勢にあわせて、子どもたちを取り巻く環境も変わっていきます。0歳から6歳という人間の人格形成に大きな影響を及ぼす大切な時期をより良いものにしていくために、保育職場のリアルがもっともっと世の中の問題として認知され、一刻も早く改善されていくことを切に願います。

証言
19

子どもたちのために、保護者のために——コロナ禍で奮闘する保育現場

長谷川（はせがわ）容子（ようこ）（保育士）
愛知県名古屋市職員労働組合福祉支部書記次長

保育園は保護者が働き続けるためには必要な施設

新型コロナ感染症が国内にも広がり出した2020年、私の働いていた保育園は隣の保育園と統合するため、0歳児より順次入所を停止し、2022年度に統合することが決まっていました。0歳児から5歳児の定員90名に対して、2020年度は1歳児から5歳児まで約50名、2021年度は2歳児から5歳児までの約40名の保育園でした。

2020年2月、市内で初めて新型コロナウイルスの感染者が出たとニュースで聞き、身近に得体のしれないものが迫ってきたことを感じました。保健センターで働く保護者が残業続きで帰宅が夜中になったり、休日も出勤していたりすると聞き、感染者が出たら大変なことになるという漠然とした不安が職場全体に広がりました。

ほどなく登園自粛が始まり、もともと少ない子どもたちがさらに少なくなり、とても静かで、のんびりとした保育をしていた記憶があります。登園する子どもたちの保護者は、医療関係などで働く方もいて、通常以上に忙しくなっている家庭もありました。学校は一斉休校しましたが、保育園は保護者が働き続けるためには必要な施設です。保護者から「毎日預けてごめんなさい」という言葉を聞くと、「預けているのはいけないこと」と思わせられているのではないかと思うこともありました。

日々の感染対策、遠足・夏祭り・運動会など行事の開催方法に工夫

その後、登園が通常どおりになり、いつもの保育園に戻りましたが、日々の消毒はどうしたらいいのか、感染リスクがあがる場面はいつか、食事やお昼寝、散歩の対策はどうしたらいいのかなど、正確といえる情報はどこからも知らされませんでした。具体的な対策がわからないまま、メディアの情報をもとに職員で話し合い、食事のパーテーションを用意し、おもちゃなど手に触れるものを消毒する日々が始まりました。感染症を広げてはいけないという思いで今までにない作業を増やし対応してきました。保育において1つ、2つの作業が増えることは、子どもたちの生活の流れを変えることでもあります。作業で必要な時間を考え、保育士の動きを工夫し、子どもたちの負担になってはいけないと努めました。

コロナ禍となり、何よりも遠足、懇談会、運動会や夏祭りといった行事をどのように開催するのか検討することに時間をかけました。感染リスクとなるような方法では行えないため、参加する保護者の人数制限をしたり、全園児参加では行わずクラスをわけて行ったり、時間を短縮するため内容を検討したりしました。開催しないことは簡単なことですが、子どもたちの成長を保護者とともに感じ、喜び合うために行っている行事を、コロナ禍であっても経験してほしいという思いで検討に時間をかけました。運動会では、間隔をあけて保護者がみるためにはどこに座席を用意したらいいか、そのために子どもたちはどの向きで競技をしたらいいか、全部で何分になるのか、と細かな調整をしながら、子どもたちが楽しめるように、保護者に子どもたちの成長を感じてもらえるようにと話し合いを重ねました。行事のあとに保護者の皆さんから、「やってもらえてよかったです」「工夫しているのがわかりました」と感想を聞き、形を変えてでも開催して良かったと思いました。

感染爆発、休園の基準は示されず混乱する保育現場

園運営も困難を極めました。私たち保育士は子育て世代も多く、小学校が休校するとわが子のために休みたくても、家族に頼める限り頼み、登園自粛であっても保育園に預け、働き続けなくてはいけないと考えました。感染爆発が起こると何人もの職員やその家族が感染し出勤できなくなりました。休んでいる職員の代わりに誰が保育に入るのか30分刻みで考えたり、将棋の駒のようにあれこれ動かしてみたり、まるでパズルのようです。保育園の生活において1日に何人もの保育士が入れ替わりクラスに入るのは、子どもたちが落ち着かなくなるので避けたいことですが、そうせざるを得ない日が続きました。保育体制が確保できない場合は休園しても良いと判断基準は示されましたが、保育できるなら最大限開園しようと保育士の動きを考え、保育にあたりました。休園すると途方に暮れる家庭があることを知っているからこそ、保護者が働き続けるために必要な保育園は可能な限り開園しようという保育者たちの思いがあったのです。

コロナ禍となり2年が過ぎたころ、大きな感染爆発が起こりました。保育園でもクラスの3分の1が罹患するほどの感染力に驚きました。そのころは、1人の感染者が出れば休園となっていたので数回の休園を経験しました。保育士自身も感染のリスクにさらされているとわかっていても、子どもの登園記録や保育中の子どもの動きを確認し、濃厚接触者を洗い出し、保護者に連絡する作業に追われました。電話口で保護者の落胆する声や戸惑う声を聞き、心苦しい思いをしました。

その後、休園の基準が変わったり、休園しなくてよくなったり、濃厚接触者を出さなくてもよくなりました。子どもたちの安全のためと信じ、様々な事務をしていたことが急にやらなくてもいい仕事になるとはどういうことかと感じました。正確な情報がどこからも伝えられず、各自治体、各保育園での判断によるものとなっていたことは現場を大きく戸惑わせました。毎日、様々なメディアで多くの情報が流されている中、

国から一定の基準や対応策が示されれば、働く私たちも、預ける保護者も安心し、子どもたちの安心へとつながると思います。

コロナ禍であらためて気づいたこと——保育にはゆとりが必要

コロナ禍の登園自粛要請により保育士は少人数の保育を経験し「子どもとじっくり遊べる」「ズボンのはき方をゆっくり教えられる」などいつもとの違いを実感しました。少人数の保育は、保育士として本来やるべきことができるということも知りました。現在の保育士の配置基準は、4・5歳児は30人に1人の保育士、3歳児は20人に1人、1・2歳児は6人に1人、0歳児は3人に1人です。この基準は、1948年に作られたものもあり、今の保育現場の実態に合っていません。

今、愛知では公立・民間の保育者や保護者などで、保育士の配置基準改善を求めて「子どもたちにもう1人保育士を!」の運動をしています。配置基準の改善で、1人の保育士が担当する子どもの数が減れば、1人1人の子どもにより丁寧に接することができ、今まで以上に子どもの声に耳を傾けることができます。さらに、どんな災害が起ころうとも子どもの命を守ることができ、平常時にすべての子どもが格差のない保育を受ける権利を保障できるのです。それは、安心して子どもを産み育てることにつながり、保育士がやりがいを持って保育の仕事を続けることにつながるでしょう。私たちは、保育士の配置基準改善を求め、引き続き運動を続けていきます。

証言 20

コロナ禍で感じた保育の課題

久城（くしろ）　直美（なおみ）（保育士）
兵庫県
西宮市職員労働組合執行委員

緊急事態宣言発令中の特別保育の実施と保育士の不安

２０２０年4月に出された緊急事態宣言を受け、保育所では特別保育が実施されました。小学校が休校になり、世の中が在宅勤務や不要不急の外出を控えるように言われる中、保育所は家庭保育の協力を呼びかけながらも社会を支えるために必要な職種の方のために保育を実施しました。

誰もが経験したことがない事態であり、厚労省からの指針に基づいて感染予防や消毒を行うことになりましたが、何が必要なのか、どのようにするのか、自分が感染したらどうなるのか、休校中の自分の子どもはどうするのかなど、保育士の不安は多くありました。対応が刻々と変わる中、園への周知や理解が十分でないなどの問題や在宅勤務や職免についてなど、保育士の不安や質問を保育所分会でまとめて、市の保育当局（以下、当局）と協議を持ちました。

特別保育解除後の保育についての協議

分会を通して各園からの意見をまとめ、感染対策をしながら保育するうえで必要なことは何かについて、２０２０年5月末に当局と協議しました。

①　消毒や人数制限をして食事するためには対応する人員が必要であること

②　感染対策の環境整備として、パーテーションや机、午睡用のござなどの備品の追加が必要であること
③　保護者への協力依頼や今後の対応についての周知は市で行ってほしいこと
④　保育内容については、子どもに経験させたいことを大切にし、保護者や保育士の不安など現場の声を聴いてほしいこと
⑤　保育士の勤務や職免の取り扱いについて周知し、会議の持ち方なども不安を解消できるように話し合うこと

協議の結果、特別保育解除後の6月から各園に消毒要員を順次配置することになりました。また、必要な備品はコロナ対策費等を使い、消毒用品やパーテーション、自動水栓の設置などが実現しました。消毒方法については感染症対策ガイドラインや保健所、保健師の指導の下で市がマニュアルを作成し、各園に周知しました。保護者への周知や職員の勤務については市職労と協議しながら対応できるようにしました。

コロナ下での保育行事、会議の持ち方について

保育行事については、国の通知をもとにそのつど所長会で検討されましたが、同時に保育所分会からの意見も伝えていきました。今まで誰も経験したことがない感染症に対する怖さと、子どもに経験させたいことができないジレンマとに挟まれながら、知恵を出し合いました。「運動会は年齢ごとに時間を短縮すればできるのではないか」「保護者の参加は各家庭1名のみとして各年齢ごとに入れ替え制にし、そのつど消毒してはどうか」「見るスペースを空けてはどうか」など、試行錯誤しながら、少しでも子どもたちに楽しい経験をさせたいとの思いで保育しました。それでも、他クラスとの接触を避けるために、異年齢のかかわりが薄くなり、バス遠足やプール遊びが2年連続で中止になるなど、これまであたりまえにできていた保育ができない3年間でした。

保育士間の感染症に対する考え方も異なり、勤務の仕方や会議の持ち方に対しても不安や不満があり、そのつど分会で話し合ったり、当局に確認したりして対応しました。

感染拡大時は、職員の罹患や家族の罹患などで保育士が欠員になることもありましたが、在園児が罹患してクラス閉鎖となり何とか乗りきった、というぎりぎりの状態でした。

コロナ下での労働組合の活動、情報交換

西宮市職労では、23園の保育所から1名の参加で毎月「保育所分会委員会」を開催しています。コロナ下でも感染状況を見ながら役員会で相談し、書面開催や時間短縮での開催など工夫しながら開催しました。園での対応や不安に感じることや他の園の対応などについて情報交換をし、それを当局にも伝え、保育士の不安が少しでも解消できるように努めました。

また、兵庫自治労連保育部会の会議や近畿ブロックの会議はZOOMを活用し、在宅勤務や勤務の仕方などについて情報交換しました。コロナ予算で必要な備品が買えること、消毒などの業務をしてもらう人員にも使えることなど、それぞれの自治体でできたことを確認して持ち帰って当局に伝えることができたことは大きな力でした。何より、困難な状況の中で保育をしている仲間がいるということは心強い支えとなりました。

コロナ禍で感じた保育の課題について

緊急事態宣言が発令された中でも保育を継続して行い、社会的に「エッセンシャルワーカー」として認められたことで、保育所がクローズアップされました。社会を支えるために必要な存在であると認められたことはうれしいことですが、子どもの健やかな発達を願う保育士としては複雑な気持ちでもあります。

保育士自身にはエッセンシャルワーカーであることの自覚はあまりなかったので、保育士の処遇改善の要求をしてもいいことに気づくきっかけにもなりました。「保育士の賃金は低くて当たり前」「要求しても変わらない」というあきらめから、「エッセンシャルワーカーとして認められたのであれば処遇改善されるべき」「ほかの職種より低い賃金はおかしい」ということに気づいた今こそ、声を上げていくことが課題であると思います。

緊急事態宣言発令時の特別保育が実施された時は、出席児童数が減ったことで実質、少人数の保育となりました。そうすると、一人一人に寄り添った保育ができ、子どもを待たせることが少なかったことに気づきました。日本の配置基準・面積基準が改善され、少人数での保育ができると一人一人に寄り添った保育ができることを確信しました。今後少子化が進むと予想されていますが、今の保育士数、今の施設数を維持すれば、保育士の配置も一人当たりの面積も改善できます。国には公定価格の見直しを要求し、各自治体には具体的な方法を示して子どもにとってより良い保育ができるように働きかけることが課題です。

コロナ下での保育は工夫に工夫を重ねて行ってきましたが、これまで大切にしてきた保育の中で経験できなかったことも多くあります。できなかったことより、どのように工夫したかということを大切にし、コロナ後にどのように保育していくのか、子どもにとって何を保障することがよいのかを考えていくことが課題だと思います。

コロナ下で感じた人とのつながりの大切さや心強さを確認しながら、不安や不満を出し合い、今後の課題を一つずつ丁寧に話し合うことで、子どもにとってより良い保育ができるようにしていくことが必要だと思います。労働組合として保育士の働く環境を守りつつ、当局と一緒に保育を守り続けるために一緒に考え、提案し、実現に向けて働きかけ、持続するよう見守り続けることが必要であり課題であると思います。

証言21

新型コロナ禍での緊急保育開設とコロナ対応保育への6時間パート獲得

三宅（みやけ）　裕美（ひろみ）（保育士）
福岡県北九州市職員労働組合保育所部会部会長

新型コロナ対応医療従事者のための緊急保育事業開設について

2020年2月、新型コロナウイルス感染症発生の影響から、北九州でも教育施設の臨時休校が行われました。幼稚園も例外ではなく、幼稚園児のなかに医療従事者の子どもも一定数含まれ、保育ができないと医療活動への支障があると判断し、子ども家庭局保育課から、市職労保育所部会へ申し入れと依頼がありました。「幼稚園、保育施設の臨時休園に伴い、医療従事者の子どもの保育を行う緊急保育開設を行う予定であり、緊急保育に従事する保育士を公立直営保育所保育士から順次派遣していく形をとりたい」ということでした。これは必要な案件であり、直営の保育士が派遣されることには同意しましたが、私たちは実施に当たり要望を出しました。

（緊急保育への直営保育所保育士派遣についての要望）
- ・保育士派遣は派遣する保育所の実情に合わせること
- ・係長職保育士、加配保育士も多く配置されている家庭支援保育所から優先的に行うこと
- ・遠方からの派遣はなるべく避け、交通費、自家用車利用の際の交通災害や保険を適切に保障できるようにすること

以上を基本として開設することになりました。

開設場所は小倉駅付近の子育て支援施設「子育て交流プラザ元気の森」内に決まり、緊急保育が始まりました。派遣を1所1名とし、公立所長会で派遣元を順番に決め、各所の事情により順番交代も可能とし、不安なく保育に従事できるように進めていきました。また、施設が市の東部のため、西部から遠方へ子どもを預けに行くのは困難なので、八幡西区黒崎駅横「子どもの館ＨＯＷ」内にも開設することになりました。北九州市が全国に先駆けて緊急保育開設を迅速に実施できたのは、元々「避難指示の発令による休所（園）時の緊急的な代替え保育事業」を全国の自治体初で取り組んでいたことが大きいと言えます。北九州は過去に大災害はありませんが、実際に大雨洪水浸水避難地域に複数の保育所が建設されています。保育所部会は保育課に、「公立保育所の災害対応マニュアル」を作成するように要求し続けて数年、２０１８年に「避難指示の発令による休所（園）時の緊急的な代替え保育事業」が発足されたのです。

２０２１年から保育所も新型コロナ感染臨時休所が増えていった中、緊急保育実施ができたのはひとえに派遣元の保育所と職員の努力と協力の結果だと言えます。

【医療従事者のための緊急保育実施結果表】

年度	全保育日数	のべ利用児数	のべ保育者数
２０２０（令和2年度）年	41日	11人	
２０２１（令和3年度）年	21日	10人	
２０２２（令和4年度）年	30日	21人	計２１４人

新型コロナ対応6時間パート獲得について

２０２０年4月、新型コロナウイルス感染予防対策として、公立直営の全保育所で一斉に、保護者を園舎内に入れない対応を行うことが決まりました。

保護者が毎朝園舎内で行っていた、受け入れ室から各児童のクラスへの移動と、荷物の準備、持ち物の管理を行うのは保育士になります。感染予防上各クラスで保育を始めると、保育士の時差勤務上、担任が揃わない中での送迎対応、荷物の準備を、子どもを保育しながら行うのです。朝は子どもたちが順次登所してくるので受け入れがやっとで、安全面の不安があります。当然夕方も同じ状況となります。4月～5月、保育課に保育所の状況と要望を訴えました。今のままでは雑務が増え人手が不足している状況でクラス保育への安全性が保たれないこと。会計年度任用職員を配置することで、保育の安全性を保てること。そして、玩具、寝具等生活環境の消毒回数の増加に伴う必要な雑務も可能であることも訴えました。

新型コロナ対応保育への要求
――会計年度任用職員を1人1日対応か最低でも朝夕配置すること

これまで保育所によって配置されている3時間、4時間パートの休務対応が欠員でした。6月の窓口事務折衝で「コロナ対応が大変な中、パートの休務対応が欠員では更に厳しい。せめて欠員解消をして欲しい」と訴え、7月から会計年度任用職員の半日対応を獲得しました。7月の団体交渉では春闘要求である「保育所職場要求書」と、各職場からも訴えました。新型コロナ対応保育で作業が増え、超勤が増えていること、安全保育への不安。もし保育士自身が感染すれば、臨時休所になり、勤務への不安が続くのは、保育の質や環境改善にも影響があること。少しでも解消するために各園１人１日の会計年度任用職員を必ず配置して欲しいことを強く訴えました。後日回答で「8月より各所6時間パート1人を配置する。運用は3時間を2人でも可能。仕事内容は朝夕送迎対応と玩具等の消毒作業等」と、何とか要求を勝ち取ることができました。厳しい中、皆の声を諦めずに訴え続けることが大事であると再確認できました。

(1) 減らない超勤や浮き彫りになった問題点

6時間パートが配置され送迎や消毒作業等とても助かっていますが、担任保育士の超勤が減ることはありません。保護者向けに子どもの写真掲示を増やし、全員の毎日の体温管理、持ち物の管理等。特に単数担任の負担は大きく、毎日の保育日誌や多種類の事務作業は減らず、保育準備片付け作業、保護者との送迎時の話、懇談等、子どもの保育以外の仕事がたくさんあるのです。コロナ罹患、濃厚接触者割り出し、緊急連絡等大変でした。

せっかく配置された6時間パート保育士ですが、該当者がなく配置されていない保育所もあります。元々各保育所の会計年度任用職員保育士登録者が少なく、休務対応保育士が少ないのです。登録自体が少ないのは、会計年度任用職員が責任の重さに比べ低賃金であることが大きいと考えられます。

また、緊急保育を行う中で、各保育所の職員も罹患者が出て保育所の保育体制がとれない状況が起こりかけ、保育所間の派遣をどうするかとの話も出た中での実施でした。

(2) これからの取り組み

・国の最低配置基準、施設面積基準の改善を求め、市にも求めていくこと。
・3歳以上児を複数担任にすること。
・会計年度任用職員の賃金や処遇の改善を行うこと。
・事務時間保障のためのパートなどの人員獲得

など、全国の運動とともに取り組んでいきます。

証言
22

「コロナに関する緊急アンケート」から見えてきた保育職場の実態

平田（ひらた）　和弘（かずひろ）（保育士）
広島県
広島市職員労働組合
保育園支部

２０２０年度の緊急事態宣言中は、コロナ感染者はほとんどいない中で、休校や保護者のリモートワーク化などにより、子どもたちにゆったりと関われる保育体制がとれていました。

２０２１年度になると子どものコロナ感染が増え始め、子どもの登園率は高いまま、感染拡大防止のための特別休暇を取得する職員も増え、現場は時差や週休日の変更などの対応に追われました。同年12月には一旦収束していましたが、保育園児や職員の感染も増え始めました。

そこで保育園支部では、２０２２年1月に「コロナに関する緊急アンケート」をオンラインで実施しました。自由記述では「感染しないように分散保育を行っているため、恒常的な時間外勤務が発生している」「仕事が休みの保護者や育休中の保護者が、薬を預けてまで子どもを登園させている」「もともと欠員状態なのに、さらに人手が足りない」などの声があがりました。マスクのできない小さな子どもたちを預かる保育現場では、不安のなかで仕事をしている状態でした。

さらに、同年は新型コロナウイルス第7波が保育園を襲い、園児や職員、職員の家族が罹患するケースが爆発的に増えたにもかかわらず、休園はしませんでした。クラスターが発生した場合はクラス閉鎖のみで、これまでにない欠員状態で保育園を運営し、時間外対応で保育にあたらなければならず、職員は疲弊しきっていました。この状況を人事部に伝えるために、同年10月に「コロナに関する緊急アンケート」第二弾を行いました。保育園職員約１５００人にアンケートを実施し、１週間足らずで３００件を超える悲痛な叫びが寄せられました。職員の生の声を一部紹介します。

「コロナに関する緊急アンケート」

〈保育士の声〉

●人員体制・業務量の増加について

・4～6月のシフト作成担当だった。毎日保育時間が終わるとシフト表と睨めっこ。ほぼ毎日のように調整するため、保育の準備どころではなかった。夏休取得期間に入っても、出勤になるかもしれないから予定は入れないでほしいと言われ、休みが休みでない職員もいた。

・急な時差変更や朝の保育士の人数を減らして保育したり、午睡時間1人の時があった。

・正規の担任が1週間休みになり、会計年度任用職員に負担がかかった。休憩もほとんどとれず、精神的に参る。また他のクラスの担任が感染し休み、もう一人の担任が週休で、担任がいない日もあり、そのクラスに入るのが負担だった。

・ギリギリの人数でやっているのをわかっているから、自分が少し体調が悪くても自分の体調を誤魔化しながら仕事をしていた。

・人員的に余裕がない中で、長期間の休みが複数入るうえに、報告書の作成や消毒、密を避けるための人員確保を行ったことで出勤できる者は予定していた休みがなくなったり、毎日時間外で残ったりせざるを得なかった。

●消毒対応について

・消毒をした後の木製のおもちゃがなかなか乾かず、また、レゴブロックなどの小さな隙間まで消毒が行き渡っているか不安だった。また、消毒液で消毒をした際には隙間の水分がなかなか乾かなかった。

●情報共有について

・子どもから感染することがあったが、もみ消され、連絡アプリで保護者や職員に伝わることもなく、休園等にならなかったため、安心して休めなかった。

・担任4人中3人が陽性、子どもも数人感染していたにも関わらず、クラスで5人陽性者がいないと閉鎖しないと言われ、職員も子どもも不安な中、保育をしなければならなかった。閉鎖しなかったため、どんどん感染が広がり、最終的に閉鎖することになった。臨機応変に対応してほしかった。

・守秘義務があるという理由で、職員も子どもも欠席理由を公表できず、陽性者が出ても、クラスさえ明らかにされず、保護者に対して注意喚起ができなかった。

・陽性の判定が出たお子さんと接したことがわかると、その後数日は家族とも距離を置いていた。家族に説明もできずギクシャクし、精神的に辛かった。

・保護者自身が検査を受けるためにわが子を預ける方もいて、その子も感染しているのではないかと不安になった。また園児が検査を受けて、結果が出てないのに、登園してきて、結果が出てから登園してほしいとお願いしたら、検査したことを言わなきゃよかったと言われた。

・どこのクラスの誰が陽性になったのかを知らされないまま消毒させられるのは不信感しか残らない。

・保護者からも、どのクラスに陽性者が出ているのか知りたいと何度も言われた。

●その他

・週3日勤務の職員が陽性になっても病休が使えず、収入が減った。

〈調理員の声〉

●人員体制・業務量の増加について

・「会計6時間調理員」3人と「代替調理員」1人が一度に陽性になり、連休をとっていた職員と重なり、頭数が全く足りなかった。1日は、正規（朝1時間時間外）、6時間（2時間時間外）、代替（各6時間）しかおらず、事務員に午前、午後それぞれ2時間入ってもらって業務にあたった。

・正規調理員が、濃厚接触者になり2週間近く休んだ。6時間の新規さんが配属されたばかりで、調理できるのは私一人で、休みなく働きました。もし自分も同じ時期に病気になったら給食提供ができなくなるのかと、心配になりました。他園の正規調理員が手伝いに来てくれた時は、ホッとしました。

・職員が同時に陽性や濃厚接触者になり、人数の少ない調理室では健康な職員にしわ寄せがきてしまった。

・代替調理員は他の園と被っていたら来てもらえない。保育士よりも頭数が少ない調理員は、1人でも陽性になったらと思うと心配で、休みの日もかからないように出歩かないようにしている。

・自分が濃厚接触者で休んだ際、調理をする人が6時間調理員1人しかいなくて、全部してもらい、休みも返上して迷惑をかけてしまった。その他の調理員が休んだ際は、シフト変更するだけでなく、休みなく仕事をしなくてはいけなかった。

●その他

・園の感染状況等を地域の人多数に聞かれた。質問攻めになった時の対応に困った。

〈事務員の声〉

・園児のお休みの確認がとりにくい。

・コロナ陽性者が欠勤するにあたって急な時差変更。

・感染について正しい対応方法がわからなかった。

これらの声を人事当局に伝えましたが、慢性的な欠員が生じている保育園では人的な補償がなく、現場の努力で耐えしのぐこと以外に方法はありませんでした。また、正規職員は削減され、会計年度任用フルタイム職員への置き換えをされているという実態があります。災害時や緊急時において力を発揮することが自治

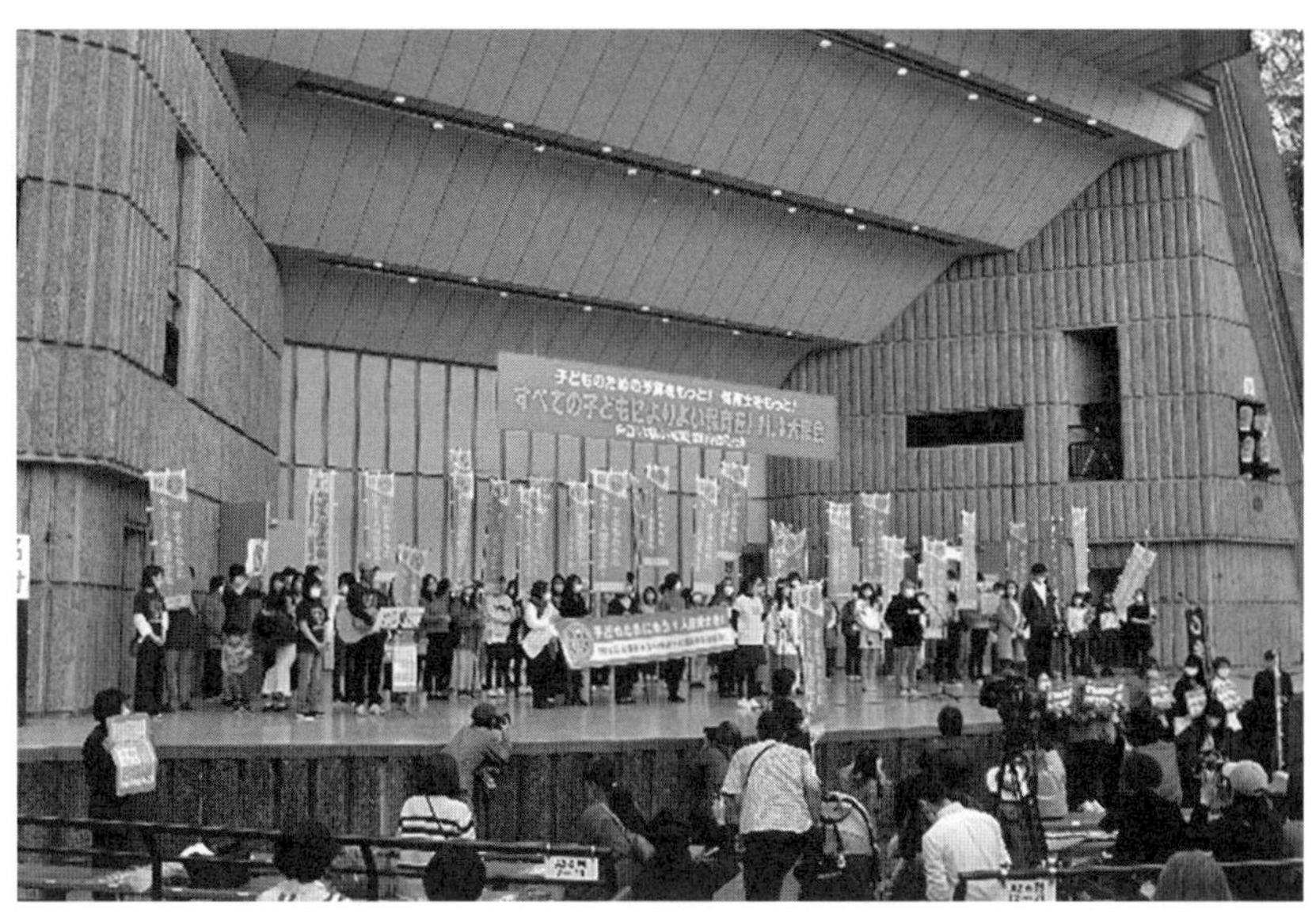

保育……2022年11月３日「保育大集会」、日比谷野外音楽堂

体本来の役割ですが、広島市は登園している子どもたちの保育・給食を守ることで精いっぱいな状況です。

しかし、このままでいいとは思いません。自治体本来のあるべき姿、「地域住民の福祉の増進」を行うために、正規職員の採用増を勝ち取り、公共を取り戻すことに奮闘していきます。

証言
23

「児童の最善の利益」の実現を――新型コロナウイルスと岡山市学童クラブ

香川（かがわ） 裕子（ゆうこ）（学童保育指導員）
岡山県
岡山市学童保育指導員組合
執行委員長

コロナに翻弄された3年間は、大人も子どもも我慢を強いられる期間でした。これからいつまで続くか見通すことができない不安いっぱいの時間となりました。2020年3月からの休校は突然でした。それまで、学童クラブは学校に準じるとされていたので、閉所になるかもと淡い期待を抱きました。お休みかもと甘い夢を見ていたのです。

厚生施設は開所となり、朝から保育が始まりました。春休みが突然始まってしまった感じです。私たち学童保育指導員は人手不足の中がむしゃらで走り続けました。

クラブの格差が明らかになり、働く保護者を支えるために、岡山市の担当課からの働きかけがあり、すべてのクラブが開所のために動きました。扶養の範囲内で働く指導員は、とりあえずここを乗り切って「103万の壁」は後半で考えることにしたのは、すぐに人を確保できなかったからです。そんな苦しいスタートでしたが、保護者からは、「朝から開けてくれて助かった」「(学童クラブに)入っててよかったー!」「ありがたいワ~」とうれしい言葉をかけていただいたことが励みになりました。

この時岡山市は、これまでの「運営委員会補助方式」から、「ふれあい公社」への委託を決め3年がかりで移行することを提示していました【クラブ規模　150~160人、プレハブ2F建て、4室(支援単位)、指導員(正規)6名、パート10名、アルバイト2名】。私のクラブは、運営委員長の決定で2019年の移行を決定し、2020年4月に向かって準備の最中でした。このため私を含め4名の指導員が退職することになり、9月ごろから3月31日の退職に向かう準備に入っていました。

「ふれあい公社」への委託で労働条件は低下

岡山市は長い間、学童保育指導員は「有償ボランティア」と言い続けてきたのですが、2012年児童福祉法の改正があり、条例に位置づけられると、私のクラブでも働き方を変えて、社会保険への加入や、変形労働時間制の導入があり、労働者としての処遇が保障されるように変化していきました。そんな中、岡山市の学童の格差をなくし運営委員さんの負担軽減を目指し、運営形態が「地域運営委員会補助方式」から「ふれあい公社」への委託に舵を切り、2020〜2022年までの3年間を移行期間として示されました。私と同僚の正規指導員4人（在籍20年、15年、12年、2年）は、処遇の低さに退職の道を選びました。コロナ対策と退職が重なりとても苦しい期間でした。

ふれあい公社の労働条件は下がり、給与は月額5〜6万円減額になります。正規職員の初任給6時間勤務・月収14万円台、経験者15万円台では、暮らしが成り立ちません。3月31日を迎え、後片付けは午前0時ごろまでかかりました。4月1日は、現在の職場の出勤初日です。新しい職場の仕事と並行して前職場の、決算業務を土日にやりながらということになりました。運営委員の会計の方と私と同時期に退職した指導員とともに、最後の仕事となりました。

コロナの経験と教訓を生かし、1人当たりの面積基準の見直しを

4月に一度解除になったコロナでしたが、再び休校になりました。タレント志村さんの死亡が報道されると、人々は毒性や病状の悪化に恐怖を覚えましたが、仕事は続きます。すべてが手探りの中、マスク、消毒、密を避ける、手洗い、うがい、黙食、個食、日常生活が大きく変わりました。清潔がいいことで不潔は悪い

ことになり、子どもたちは追い詰められていきました。育ち方に大きな影響があると思いますが、明らかになるのは後年でしょう。私たちは影響を少しでも少なくするために、中止になる行事に代わる活動を模索しながら実行してきました。この間、自分のクラスにコロナ陽性者や濃厚接触者を出しても、決してコロナとは言いませんでした。体調不良だと言い、熱が下がらないみたいと表現しました。今も「お熱」と言います、インフルエンザと同じ扱いになることは必要ですが、まだ時間が必要ですね。

コロナでは、3密の中に「人と人との空間を広くとる」ことが必要と言われますが、学童クラブでは狭い空間に大勢がいます。運営指針には、一人当たりの面積は、1・65㎡（1畳に満たない）と示されていますが、1年生から6年生までが過ごす生活空間としては、あまりにも狭いと思います。コロナが過ぎれば安心ではなく、せめて1人当たり1・98㎡は確保したいところです（野外面積も必要）。コロナが過ぎれば安心ではなく、1人当たりの単位面積の基準を見直すことは、命を守ることにつながります。

処遇改善で指導員の確保、待機児童解消に大至急取り組むべき

２０２1年には、いわゆるコロナ手当が支給されましたが、５０００〜６００００円まで差があり、なぜ金額に差が出るのか疑問でした、支給のない市町村もあり、地域差をどうすることもできないのかと歯がゆい思いをした指導員は多いと思います。２０２1年に提案され２０２２年臨時的な予算案で保育士（学童保育職員も含む）の収入3％引き上げ、約９０００円の補助金支給が実現しました（実行されない市町村もあり…指導員見えるかアンケートより）。給与は改善されたかに見えましたが、２０２２〜２０２３年の学童現場を見ると、人手不足は相変わらず、岡山市のふれあい公社に移行した学童クラブの２０２３年入所希望者【69クラブの内24クラブ】では、待機児童３９０人（2月21日付け・山陽新聞）を出しています。入りたい児童を待機にするか、過剰受け入れするかは、どちらが良いとは言えませんが、「労働者の働く権利を保

障する」ためには、指導員の確保は欠かせません。低い賃金を含め処遇改善を、大至急取り組むべきだと思います。

指導員・保護者・地域の人々・行政と連携で「児童の最善の利益」の実現を

岡山市の担当課から、ふれあい公社への委託について説明を受けた2019年、低い賃金に愕然としました。組合活動や連絡協議会で何度も訴えてきた学童保育の重要性や専門性を評価していないだけではなく、女性の片手間にやれる仕事、女性なので賃金は低めでいいなど、女性蔑視の構造から抜けていなかったのです。勤務時間は6時間で十分だ（6時間正規という考え方――給与は2時間分マイナスで！）、職業差別の表れだと思います。子育てが一段落した人、定年退職した人、学生アルバイト、いずれの方々も学童保育を支えてくれる大切な人材です。扶養の範囲内で働きたい女性も貴重なスタッフです。学童クラブの正規職員がスタッフをまとめ、子どもの成長に責任を持つクラブを作らなければなりません。

時には保護者を支えることもあります。保護者が安心して働けるように支援していくことは、高い専門性を求められます。労働に見合った賃金や処遇のために、指導員・保護者・地域の人々・行政と連携しながら「児童の最善の利益」を実現したいと思っています。運動には継続が必要です、若者の力を引き寄せて前進していきたいです。

証言 24

学童保育の大規模化とコロナ危機のもとでの仕事・職場の経験と教訓

浦狩広海（学童保育支援員）
小泉一也（学童保育支援員）
埼玉県
埼玉県学童保育指導員労働組合

2020年2月末の急遽一斉休校が決定し、3月1日から一日開室が始まりました。未知の感染症ウイルスということもあり、職員である私たちはどうすればよいのか、感染症対策はどの程度すればよいのかということを日々考えながら仕事を行っていました。

近年、放課後児童クラブへのニーズは年々高まっていることもあり、どの地域でも大規模化が深刻化しています。定員を超えて子どもたちを入室させる児童クラブが多いうえ、さらにお互いに感染し合わないように距離をとって育成支援を行うということは職員の工夫だけでは対応しきれない難しさが常にありました。予定していた行事も中止、もしくは大幅な変更を余儀なくされ、職員もその対応に追われる日々でした。

大規模化する学童保育、求められるコロナ対応

子どもたちも感染症対策をどの程度すれば良いのかは温度差があり、マスクをすることに抵抗がある子もいれば、マスクをしてない子を注意する子もいて、そこからトラブルに発展したり、ケンカになったりすることもありました。また、子どもたちがマスクをしていることで、表情がわからず、子どもたちの体調の変化や、気持ちを把握するのに苦労することも多くありました。

夏の暑い時期には、子どもたちの密をさけるために、レジャーシートを1人ずつ配布して、校庭でお弁当を食べさせる時もあれば、学年を分散して、2～3回に分けてお昼やおやつを食べさせ、学校の空き教室を

借りて食べさせ、黙食するよう声掛けをしたりと、子どもたちにも我慢やお願いをする場面が多くありました。一日2回以上の検温の実施、おもちゃ・ブロックなどの消毒に加え、こまめな換気、複数回のモップ掛けなど職員は今までの日々の業務にプラスの業務が増え、対応に追われました。

大規模化が深刻化している中で、体調が悪い子が出ても静養スペースを確保することが難しく、学校側に連絡を取り保健室を利用させてもらい、そこに職員を配置して対応する時もあり、職員体制を考え配置することの難しさがありました。

子どもたちの〝遊び〟の場面でも制限をすることもありました。接触をするような鬼ごっこや遊んでいる際に距離が近い場合などには職員がそのたびに声掛けをしたり、座り方を変更させたりと一つ一つ丁寧な対応が求められました。

新型コロナウイルスが流行し始めると、マスク不足やアルコール消毒不足で、クラブ運営をする上で苦労する場面が多くありました。パーテーションを購入してからも、お昼・おやつ時にパーテーションが倒れて怪我をしたり、大規模の中でパーテーションの消毒を行うことで眼に消毒が入ってしまい、危害を与えることもありました。机に座る人数を限定することで、仲良しの友達と一緒におやつを食べることができなくて、児童クラブに来るのを嫌がる子がいたり、子どもたちにとっては楽しいおやつ時間がただ食べるだけの時間になってしまった現状がありました。使い終わったパーテーションを拭く作業が増え、クラブによっては大量のパーテーションの置き場所に苦慮しました。

保護者との関係においては、行事を行うことができない、懇談会や役員会も行うことができない、マスクを着用していることで、表情が読めないことで、保護者との信頼関係をとることに困難を感じることが多くありました。そんな中でも児童クラブに求める保護者のニーズに応えるために、おやつの個包装対応、お昼作りに代わるお弁当注文の実施など工夫して日々の育成支援にあたっていました。

自治体労働者、職員として思うこと

学童保育（放課後児童クラブ）は、子どもたちの発達を保障しながら遊びを中心に生活をつくっていき、子どもたちが安全・安心して過ごし、就労している保護者が安心して利用できる役割をもった施設です。職員は主に支援員（常勤）、補助員（非常勤）で構成され、子どもたち・保護者の支援にあたっています。

学童保育はそこに住む保護者、子どもたちの生活を支え、時には関係機関や地域との連携・交流をもち、公共事業としては欠かせない施設です。しかし、学童保育運営、学童保育で働く職員の労働条件や職員配置基準、子どもたちが生活する施設条件や環境等々課題が多くあります。

学童保育で働く職員の賃金は一般職に比べ低く、長年「1人暮らしをしていける賃金ではない」「将来を考えると……、結婚となると……、子どもができると……」等と常に生活できるかできないかのギリギリな実態があります。そのため職員募集を行っても人が集まらない学童保育は多くあります。また職員の配置基準も現場の実態と合っておらず、人員不足も重なり、一人ひとりの負担も増え、さらに賃金が低いことから毎年退職者が数人はいる学童保育も多くあります。学童保育を運営維持していくためには生涯生活していける賃金まで引き上げ、職員の配置基準を見直し、安定した人員確保が必要です。

子どもたちが生活する施設面では、学童保育について国が定めている省令（「放課後児童健全育成事業の整備及び運営に関する基準」）が従わなければならない基準ではなく参酌基準となっているため、劣悪な施設条件・環境で運営を行わざるを得ない実態があります。定員を守っている施設の方が少なく大幅に超えた児童数の施設が多くあります。子どもたちは体を動かしたい、静かに過ごしたい、その日その日で気持ちに変化があり、子どもたち一人ひとりの気持ちに寄り添った支援を行える環境が学童保育でなければなりません。

しかし、子どもたちの声がたくさん重なり騒音になり、体を動かしたくても他の子どもとぶつかり、ゆっくり過ごせる場所がない……、子どもの人数が多い理由で夏の炎天下でお昼ご飯を食べなければいけない……等々、このような状況の学童保育が多くあります。また、トイレの数が子どもたちの人数に合っておらず、トイレ前で子どもたちが並ぶなど、また男女共用で使わなければならない状況、現在報道されているジェンダーレスへの配慮を行えるトイレ環境もないという実態があります。

さらに、築数十年の学童保育もあり、壁から虫がでてくる、耐震が守られていない学童保育もあります。もちろん、利用している保護者も黙っているわけではなく、自治体へ施設改善を訴えていますが、学童保育施設改善計画の見通しがたたない自治体が多くあり、施設改善が遅れている学童保育が多くあります。学童保育の実施主体にも関わらず住民の願いを聞き入れない自治体の対応はあまりにも不誠実です。

進む学童保育の民間委託――国・自治体の公的責任を、拡充を

学童保育は実施主体である自治体が直営で行っているケースは少なくなってきており、指定管理者制度や委託等の外部化が進み公設民営での実施が増えていますが、子どもたちの生活にとっては継続的に安定した運営が絶対に必要です。指定管理者制度や委託事業ではその保障がなく運営主体が変更されると、職員や運営方針も変わり、子どもたち・保護者へ不安を抱かせる結果になってしまいます。

学童保育は「社会を維持していくうえで欠かせない施設」「学童保育で働く職員はケア労働者」として社会的にも位置づけられ、ニーズは今後も高まっていきます。しかし、現場の実態はニーズの高まりに追いついておらず、限界を大きく超えています。

学童保育の様々な問題・課題を改善していくためには、国がまずは省令を守らなければいけない基準に見直し、学童保育の予算を大幅に増額し、県も予算の上乗せや独自事業を進め、市町村が安定した学童保育を行っていける環境整備を進め、自治体が主体性をもって進めていくことが必要と考えます。

証言 25

奈良市学童保育のコロナ禍での実態

中谷（なかたに） 佳子（よしこ）（学童保育支援員）
奈良県
奈良市学童保育指導員労働組合執行委員長

奈良市直営の学童保育所は40か所あります。そこで働く支援員は全員、会計年度任用職員です。施設の規模によって、一施設に7人から28人の支援員が働いています。支援員には週5日働く月額支援員、週1日（年間勤務日数48日から72日）から週5日（年間勤務日数174日から216日）まで働く時間額支援員と分かれています。月額支援員、時間額支援員ともに1日6時間の勤務時間です。学校のある日は13時から19時まで、長期休業日は8時から19時まで6時間勤務の中でシフトを組みながら働いています。

公設公営の施設でありながら職場には正規職員もフルタイム支援員もいません。同じ短時間パートである「主任支援員」が中心になって施設を運営しています。

「わしは孫を友だちと遊ばしてやりたいんや」

2020年3月から始まった休校措置により、学童保育所に通う子どもたちの生活も一変しました。会話を控えること、遊具は使わないこと、密にならないよう離れて座ること等、子どもが子どもらしく生活することが困難な状況が続きました。

さらに保護者の職業によって学童保育所の利用が制限され、指導員として苦しい思いがありました。特別保育となったこの時期は特にひとり親家庭、医療、介護現場で働く保護者にとって学童保育所はなくてはならないところでした。すっかり子どもの減った学童保育所に心細そうな暗い表情で登所する子どもたち、疲れ切った様子で迎えに来る保護者の様子が目に焼きついています。
あるお祖父さんの「わしは孫を友だちと遊ばしてやりたいんや」という言葉が今でも思い出すたびにつらい記憶となって残っています。

会計年度任用職員への大きな重責、全国の仲間とのつながりを支えに

同年6月から再開された学校は地域別の分散登校となり、朝、登校し昼から学童保育所を利用する児童、午前中学童保育所を利用し午後から学校へ登校する児童等、児童の登下校と学童保育所の利用が何パターンもあり、毎日の登降所のための確認作業が複雑になりました。長時間開所でありながら人手が足りず、シフトのやりくりがさらに困難になった時期でした。加えて一日3回の室内・遊具の消毒とさらなる児童の体調管理等、業務が増えました。

学童保育所は働く保護者の就労・就学等を守り、援助する施設です。児童がコロナに感染しないように留意することはもちろん、支援員自身も感染しないように気をつけねばなりません。そのため、日常生活でも常に緊張しながら、ひたすら職場と自宅の往復のみで過ごしていました。担当課から示されるべきコロナ禍における保育に関するマニュアルもなく、手探り状態の運営を続けてきました。

私は主任という立場ではあるものの正規職員でもなく、短時間パートの会計年度任用職員だけで施設を運営していくことに胃が痛くなるような大きな重責を感じていました。

しかし、その中でもなんとかやってこられたのは全国の同じ学童保育支援員のつながりでした。オンラインの画面の向こうの仲間たちからアイデアをもらい、共感し合えたことが大きな支えとなりました。日頃から、全国の仲間とつながりを持っていることはとても大切なことだと痛感しました。

コロナが奪った子どもたちの大切な時間を取りもどすために

学校再開後、ようやく在籍していた子どもたちが学童保育所に戻ってきました。しかし、今までできていた逆上がりができなくなっている子どもや、鬼ごっこをしてもすぐに息切れしてしまう子どもたちを目の当たりにした時、コロナが子どもの大切な時間を奪ってしまったことに胸が痛むような悲しい思いがしました。

時がたち、世間では少しずつ飲食店も再開し、「Ｗｉｔｈ コロナ」と言われ始めても支援員は毎日、担当課に複数のコロナ陽性者の報告をすることになりました。もはや時間外勤務は当たり前、毎日午後9時近くまでの勤務も珍しくありませんでした。一方、いつ電話しても担当課には誰かが残っていて必ず電話対応してくれました。電話の向こうから聞こえるざわめきから担当課も夜遅くまで仕事をしているのだ、と感じました。

学童保育所の中には休所せざるを得ないところも出てきました。また、コロナ陽性者の行動履歴作成のための休日出勤や、保健所から濃厚接触者の有無の回答を待ち、保護者への一斉メール配信のために夜の11時まで職場で待機したこともありました。

子どもたちの育ちを保障し、保護者の就労を守るという課題を真剣に突き詰めて考え、支援員同士、ミーティングでの話し合いを重ねた毎日でした。

その中で大切にしたのはコロナ禍で楽しみや行事が減った今だからこそ、今までと同じような学童保育所でありたい、子どもたちに今までと同じ体験をさせたい、ということでした。そこで、規模を縮小し、方法は変えながらもクリスマス会や夏祭り、誕生日会、卒所式等、毎年の行事を一つも欠かすことなく行いました。

学童保育支援員として、子どもや保護者に寄り添って

何度かの感染の波を迎え、そのたびに児童、保護者の陽性者も増加していきました。学童保育所で体調が悪くなった児童は別室で休んでもらい、担当ルームの支援員が何度となく児童の体温を測り、水分摂取に気を使いながら保護者の迎えを待ちます。

そんな中で、ついに恐れていた事態となりました。支援員やその家族で感染が広がり、一つの担当ルームの支援員が全員出勤できなくなったのです。

ちょうど夏休みでしたから、2交代制で勤務していたところ人手が足りず、残った支援員が開所から閉所までの11時間を休憩なしに自分の担当ルーム以外の他のルームも同時に保育する、という綱渡りのような勤務をせざるを得ませんでした。

今、思い出しても苦しくなるような期間でした。何とか乗り越えられたのは一緒に働く仲間の支援員の協力があったからだと改めて思います。

ようやく感染者数も落ち着きを見せ、日常を取り戻し始めたように見える２０２３年3月現在ですが、子どもたちに与えた影響は大きいと感じています。

一人遊びはできても集団で遊ぶことができない、大人の前では緊張して緘黙になってしまう等、コロナ前には見られなかった様子の子どもが増えています。

今後も子どもの育ちにコロナ禍がもたらした何らかの影響は出てくるかもしれません。しかし、子どもの成長のしなやかさを信じ、学童保育支援員として子どもや保護者に寄り添っていきたいと思います。

証言26

コロナ禍の児童福祉施設の現状——名古屋市の場合

西村洋子（にしむら ようこ）
愛知県名古屋市職員労働組合執行委員

入所施設、特にコロナ禍においても保護せざるを得ない児童相談所の一時保護所と施設内感染に限界があった知的障害児入所についての報告をします。どの施設でも人員に余裕はない状態で対応せざるを得ず、子どもの生活を保障する最低な人員を確保するにも苦慮しました。現在の人員配置では対応できないと痛感しています。

一時保護所の対応について

コロナの脅威が始まって3年。手探りで行ってきたころから比べると一定のマニュアルはでき、対応方法は決まってきました。しかし、内部で感染者が出てしまうとさまざまな問題が生じます。「感染してはいけない」「感染させてはいけない」「持ち込んではいけない」「持ち込ませてはいけない」という思いは今も変わっていません。

予定もなく緊急に児童を受け入れるのが一時保護所です。家出や放浪の児童もいれば、どのような環境で生活していたのか、家族はコロナのリスクはないのかなどの情報がないまま、入所となる児童もいます。入所に不安だったり後ろ向きだったりする児童も多く、一時保護所の入所時は安心させて温かく迎えたいのに、防護服での対応や、場合によっては隔離することもあります。感染の「心配なし」と聞いていても、後から家族が陽性になったなど情報が入ることもあります。感染の可能性のある児童は万一を考え一定期間、他児とは接触させないようにし健康観察をします。発熱や風邪症状等がある場合は、ＰＣR検査で陰性となるまでは隔離対応となり、職員は防護服で対応し、食器は使い捨ての紙皿紙コップ対応とします。隔離できる保健室は1室しかなく、２人目以降はトイレもシャワーもない普通の居室で隔離するため、動線の確保が困難になります。またコロナ対応専任の職員をつける余裕はないため、防護服の着脱をして健常児対応と病児の対応をすることになり、常に感染のリスクを背負っています。

特に幼児は介助が必要で、一人で過ごさせることはできないため、専任の対応職員をつけ対応したいのですが、現状は保育士一人で健常児と両方の対応をせざるを得ず、幼児用の保健室がないため、居室１つを保健室として使用、トイレ・洗面は健常児と同じ場所を使用するため、使用のつど消毒し、時間差で使わざるを得ません。子どもたちを待たせてしまうことが多くなり、安全確保の面で心配な状況も生じ、日勤の保育士が夜まで残り、翌日は早朝出勤をして起床と朝食の対応をするなどして凌いできました。コロナ対応の幼児専用の保健室と専任できる保育士または看護保健職が必要です。

夜間や休日の緊急入所で検査が医療機関でできない場合、訪問医療専門のドクターに依頼しました。抗原検査で陰性だった場合も、微熱が24時間収まらない限りは隔離としました。日常の児童の健康状況を把握していないため医師に様子を伝えるのが難しかったです。

幼児に陽性児、職員にも感染、人手が足りず超過勤務で対応

次に実際に陽性児が出た時の対応を振り返ります。

２０２２年2月、幼児に陽性児がでました。陽性児童は入院になりましたが、濃厚接触児は別施設（通称「コロナハウス」）で対応することになりました。陽性児とともに食事をした職員は全員濃厚接触者扱いで自宅待機となったため、残った職員でコロナハウスを運営することになりましたが、最初のコロナハウスは空

き家を利用したため、ゾーニングができず、濃厚接触だった児童も陽転し、処遇に当たっていた職員も感染してしまいました。

最終的に幼児5名が入院しましたが、退院時感染リスクが残っている可能性がある中で一時保護所に戻すわけにはいかず、次のコロナハウスを使用することとなりました。利用した施設は、建て替えで壊す直前の入所施設でしたが、使わなくなってから時間が経過していたことと、幼児用の施設ではないため使い勝手が悪かったです。必要物品も持ち込む必要があったため、毎日職員が勤務後「コロナハウス」に足らないものを運ぶことが続きました。コロナハウスの中では行動制限はかけなくてよく、職員も防護服を着たままで対応をしなくてよいことから一時保護所よりも気分的には楽でした。しかし感染リスクのある児童の対応をしていることから、職員の家族への感染の不安を抱え、また一時保護所本体の職員とは完全に分ける方針であったので、一時保護所の職員は人数が足りず超過勤務で凌ぐ厳しいものとなりました。

学齢児に陽性児、心身ともに不安定になる子どもたちへの対応

2022年4月、学齢児に陽性児が出た時は何人も濃厚接触児となりました。誰が感染しているかわからないため、それぞれに個室を確保する必要がありました。食事を含め集団での活動、児童福祉司や児童心理司の面接、家族との面会等も中止となりました。当時は2週間の健康観察期間が設けられていたので児童のストレスも最大となり、反抗したり暴れたりする児童もいました。職員も手探りで対応しており、新規職員や異動してきたばかりの職員は混乱のまま勤務をすることになってしまいました。そこまで想定したマニュアルはできていませんでした。

2022年8月、小学生一人が陽性となったが軽症者は入院させてもらえず、保健室で2週間隔離対応することになりました。濃厚接触児よりもさらに感染リスクが高く、職員は極力入室しない対応となり、児童

にとっては大変な思いをしたことでしょう。

上記3例の陽性児は、いずれも新入児ではなく、それまで長く保護所内で生活している児童であったため、感染経路が明確でない感染の可能性も念頭に入れ、日常の感染防止策が大事であることに改めて気づかされました。また、行動制限をかけなければならない時の過ごし方もあらかじめ考えておく必要がありました。感染症の有無によらず、日ごろから児童が個室を与えられ自由に過ごすことができていれば、ここまでのストレスはなかったかも知れません。

感染対策で不便になる生活、子どもも大人もストレスを抱える

感染対策として、①各所の消毒作業（トイレは1日3回、ドアノブ、椅子、テーブル、幼児室床、脱衣室、幼児の使用後のおもちゃすべて）、②食事時のパーテーションの設置（食堂は学習や遊びにも使用するため、毎食ごとに出して片付ける作業が必要）、③食事は従来当番が配膳していたのを各自で運ぶスタイルに変更、④歯磨きは蛇口を間引いて1つ置きに使用、⑤入浴も2～3人で入れていたものをできるだけ個浴にする等の変更を行い、生活のあらゆる場面で時間がかかり児童も職員も不便な生活になりました。そのような時間を待っていられない児童もいて、児童間トラブルや、職員に不満を言い荒れることもあり、従前の職員体制では対応が困難になり、日勤の職員が残って対応をする日々が続きました。職員は児童とともに喫食していましたが、感染防止のため食事は交代で児童と離れたところで摂り、夜勤明けの職員の朝食はなしとしました。

職員は入所児童からの感染以外にも、家族からの感染や、家族が罹患して自宅待機や看護等で休まざるを得ない場合もあり、残った職員で最低限の勤務を組まざるを得ません。現在の一時保護所職員の体制は、職員が全員揃い、児童全員が何事もなく集団で生活できることを想定した人員配置になっており、さまざまな

困難を抱えた個別対応の必要な児童が増えている中、さらにコロナ対応をしなくてはならないことは、職員や子どもに多大な我慢とストレスを強いることになっています。

知的障害児入所施設でのコロナ対応について

学園で最初に児童のコロナ陽性者が出たのは2年前の年末年始でした。研修等は行っていたものの、当時は適切な対応方法や、濃厚接触者の定義などについて、現場職員がすぐに対応可能なレベルで浸透しておらず、陽性者が出た部署では約半数の職員が当該児童からの感染による陽性、もしくは濃厚接触者として勤務ができない状態となりました。他部署から応援を派遣し、長時間勤務をこなしながらなんとか24時間体制を回していましたが、休庁期間の発生だったこともあり、それぞれの対応や連携にもタイムラグがあり、現場は大混乱でした。この時は、特に想像できない感染リスクと手探りの児童対応の中で、職員の不安も大きく、該当部署以外の部署も、感染を広げないためにどうしたらよいか、当該部署への援助はどの形なら可能か、不安と背中合わせの勤務をこなしました。対策が明確でない中で考えうる感染リスクを取り除こうとすると、どうしても当該部署をあらゆる面で隔離することになってしまい、例えば当該部署の職員は出入り口や施設内の通る道、トイレなどを他部署と分け、事務所や職員室など共有部分には立ち入ることができませんでした。児童とともに部署内に閉じこもり、他部署とのやりとりは基本的には内線を使用してのみでした。防護服を着たままの勤務では気軽にトイレに行ったり、水分補給をしたりすることも難しく、防護服が邪魔で満足に夜勤の休憩も取れませんでした。また、職員自身も自身の家族への感染防止のためにホテル宿泊をするといった生活を送ることもありました。

学園では現在まで、複数回の学園内でのコロナ感染が起こっており、特に重度の児童からの感染が多くみられます。マスクの着用が難しい児童も多く、自身の体調不良等をうまく訴えることが難しいため、発症前から感染力の強いコロナウイルスは児童に症状が出て職員が対策を始めた時点では、すでに感染が広がっていることが何度もありました。また、感染後も、室内に1人でいることは難しく、日常生活の中での介助も多く必要なため、必然的に職員が近い距離で対応することが多くなり、感染リスクが高くなります。

入所施設のため、陽性児童と陰性児童を同じ生活空間で、同じ職員が対応することになり、職員は防護服を脱ぎ着しながら、陽性児童の看病や対応、陰性児童や自身への感染防止を同時進行で行っています。また、感染により職員が休みになれば、残った職員で24時間体制の勤務を組み直し、急遽休みを削ったり、超勤で対応したりしながらなんとか乗り越えてきました。回数をこなすことで対応に慣れ、感染リスクを減らし、過剰な対応になりすぎないことで職員や児童の生活環境を保証することもできるようになってきました。それでも、陽性になった職員には復帰後も後遺症が残っていることも多く、陽性にならなくても人数の少ない過酷な勤務をこなしたことで身体は限界です。

現在の人員配置は平常時の配置であり、コロナのような事態には現場だけでは対応しきることが困難です。だからといって、陽性になった職員の待機を短くするといった方向性も、結局勤務のために治りきらない身体で無理することにつながる一面もあります。職員の処遇改善が児童の支援向上のために不可欠であることは、コロナ以前から明白ですが、コロナ対応を経て、より一層喫緊の課題となったのではないでしょうか。

証言
27

真夏の障害者支援施設におけるクラスター感染を経験し、現在思うこと

門岡（かどおか）徹（とおる）（支援員）
鳥取県
鳥取県厚生事業団職員労働組合執行委員

緊急事態発生：利用者のコロナウイルス感染と対応

私の勤務する施設は、主に重度の知的障害がある方が利用する入所施設です。２０２２年8月12日の16時頃、利用先から帰園された利用者1名に鼻水・咳などの風邪症状が見られました。その後、当園の看護師へ連絡を行うと抗原検査の指示があり、16時30分駐車場にて抗原検査を実施した結果、陽性反応が出ました。その後、利用者が生活されている3つのユニットの全利用者の抗原検査を実施し、本人含め8名の陽性が確認されました。すぐに感染者ゾーンと非感染者ゾーンの区分けを行い、消毒液や除菌クロス、マスク、ガウン、帽子、フェースシールド等の衛生用品の準備や、防護服の脱着場所の設定等の対応に追われました。

そのような最中、抗原検査で陽性反応が出ていた68歳の利用者が夕方より表情が虚ろな様子でふらつきや机に伏せることが見られ始めました。22時30分の検温で39・4℃、血中酸素濃度も92％と低い値であり、意識も朦朧としている様子が見られました。すぐに当園の看護師へ電話連絡し、救急車を要請することとなりました。23時20分看護師と支援員1名が付き添い、救急車により園を出発。血液検査やＣＴ撮影を実施し、コロナ陽性と診断されました。肺炎の症状があり、酸素呼吸の必要な状態であるため、そのまま入院となりました。この時に対応を行った看護師と支援員は、12日の朝8時45分から勤務していましたが、そのまま翌日の朝10時ごろまで退勤できずに入院対応や他利用者への感染防止対策などに追われました。

大変な日々：検査と感染防止対策に追われる職員たち

8月13日の10時ごろに当園の全職員・利用者がPCR検査を受けました。当園は重度の知的障害の方が多く在籍しており、検査をされる意味がわからずパニックを起こされる方も多くおられました。その場合はやむなく職員が複数名で身体をおさえながら検査を行いましたが、お互いに体力的にも心理的にもかなり負担が大きかったです。パニックから爪で職員を引っ掻く利用者もおられ、職員の腕に傷ができてしまうこともありました。日中は感染対策として定時に手すり・ドアノブ・テーブル等のアルコール消毒を行いました。

食事は共用のデイルームではなく個室での居室配膳に変更したため、食事支援にかなり時間を要しました。喉詰めのリスクがある方もおられましたが、居室配膳にすると職員の死角が多くなり危ないため、細心の注意を払いながら見守りをする必要がありました。また、定時にバイタルチェックを行い、常に健康観察に気を配りながら急変に備えました。利用者は重度の知的障害があるためにマスクの着用ができない方がほとんどであり、居室でずっと一人で余暇を過ごすことも難しいです。そのため、ノーマスクで声出ししながらデイルーム等の共用スペースを歩かれたり、他利用者と身体接触したりすることもありました。そのたびに職員が居室へ案内しても、すぐに出てこられることの繰り返しであり、また消毒作業も並行して行わなければならないこともあり、職員は疲弊していきました。

8月13日の夜遅くにPCR検査の結果が出て、利用者7名・職員3名のクラスター感染がありました。そのうちの職員1名は、コロナ陽性利用者の入院の付き添いを行った看護師でした。その後、看護師は出勤停止で自宅療養することとなりましたが、当園の看護師は1名しかいないため、看護師抜きでコロナ対策を進めて行かざるを得ず、非常に不安な毎日を過ごしました。そして、8月16日には職員1名、8月24日には利用者1名がコロナ陽性となり、最初の感染発覚から9月1日に収束するまで3週間程度を要しました。今回はこの程度の期間で感染を抑えられましたが、五月雨式に感染が拡大していった場合には1～2か月ほどの期間を要していた可能性を考えると、職員の体力も気持ちも持たなかっただろうと推測されました。終わりの見通しが立たない日々はとてもつらいと思われ、緊張感も常に持ち続けなければならないため、疲労感もとても強いです。

職員は真夏の猛暑の中、防護服を着用して感染不安と戦いながら勤務を行いました。発汗量も尋常ではなく、脱水症状のリスクも高かったのですが、初動の対応時はどうしても感染拡大防止対策を優先せざるを得ず、熱中症対策は後回しにされがちでした。ただし、現場で支援する職員が倒れては元も子もないので、徐々に熱中症対策にも目を向け、外の待機場所にテントや扇風機・冷蔵庫を設置したり、水分や塩分をこまめに補給したりしながら脱水症状の予防に努めました。

強度行動障害がある利用者については、生活のリズムが崩れることで放尿・放便が急増される方もいました。また、障害特性による見通しの持ちにくさや不安から激しい自傷・他害・器物破損につながるリスクもあり、利用者の安全を確保するため、こまめに見守りを要しました。ただし、園全体で多職種が協力して関わることで、何とか利用者支援を維持することができました。他部署からの協力体制がなければ、さらなる感染者の増加・職員の疲弊・感染防護期間の延長等で利用者支援の維持が非常に難しく、職員はコロナ感染の前に次々と過労で倒れていくリスクもありました。

福祉従事者の課題と要望：低賃金、人材不足と待遇改善

これらの経験を踏まえ、福祉に従事する一人の職員として思うことは、これだけ過酷な状況下で働いているにも関わらず、私たちは障害福祉サービスの報酬が低いために、低賃金で働かざるを得ないという不公平さを感じております。福祉の仕事は利用者の生命や尊厳を守っていく尊くてやりがいのある仕事ではありま

すが、どこの法人・施設も職員の欠員状態が常態化しております。福祉業界に人材が一定数いれば、コロナのクラスター感染が起きた場合にも応援体制を組みやすくなるのではないかと思われます。また、昨今の物価高の影響もあり、ますます福祉従事者の生活は苦しくなるばかりです。大企業などは大幅なベースアップによる賃上げなどがニュースとして流れておりますが、福祉業界はそうした流れには取り残されており、今後、福祉業界に就職しようとする人はますます減っていくことが予想されます。そして、私生活の過ごし方も感染防止対策のための制限を受け、十分にストレス発散したりリフレッシュしたりするのが難しい現状がありますので、離職率の増加も危惧されるところではあります。

福祉の充実は一人ひとりを大切にした幸福な社会づくりには欠かせないので、国には福祉業界の人材の待遇改善をもっと進めてほしいと思います。また、社会ではコロナ患者を治療する医療従事者が特に注目を集めがちではありますが、コロナ禍で必死に利用者の生命を守るために働いている全国の福祉従事者にも目を向けて、私たちが明るい希望を持てるようなメッセージを発信していただきたいです。いろいろと書いてきましたが、この仕事には誇りを持っているので、これからも仲間と一緒に力を合わせて頑張っていきたいと思います。

証言28

障害児・者の通園・通所施設の現場から

鈴木（すずき）秀穂（しゅうすい）（相談員）
広島県
広島市社会福祉事業団職員労働組合書記長

広島市社会福祉事業団は、障がいのある子どもの通園施設（児童発達支援センター・入所と通所の児童心理治療施設）、障がいのある方の通所施設（生活介護施設、就労支援施設、障害者スポーツ施設）を、指定管理者制度で市からの指定を受けて運営しています。毎日通所していく中で、児童、利用者に家族を含めて医療、福祉の多くの関係者が関わる形で、発達や地域生活を支援していくための日中活動の場になっています。通園、通所施設における新型コロナウイルスへのこれまでの取り組みについて現場の職員の声を聴き取り、まとめたものを報告します。

感染確認以降の感染予防の取り組み

2020年1月に新型コロナウイルスの国内感染が初めて確認された当初は情報が錯綜していました。当時を振り返り、職員からは「はじめは、あまり危機感を持っていなかった。消毒を徹底すれば夏ごろには収束するのではないかと思っていた」「看護師から、とにかく急いで感染対策について強化してほしいとの話があり、マスクと消毒の徹底、健康管理票の作成、ワクチン接種の手続きなどを、急いで手探りで進めていった」など、職員間でも感染に対する考えに温度差が見られていました。

2020年4月には第1波の感染が拡大するにつれ、感染者数の報告と合わせて、衛生、消毒の徹底が強く推奨されました。職員からは、「当初から、職員が手分けをして定時消毒を行い、利用者が帰った後は活動スペースを毎日隅々まで消毒清掃した。繰り返し、徹底して消毒作業は行っていたが、これで感染が本当に防げているのかとても不安だった」「時間が経つにつれて、マスクや使い捨て手袋、消毒用アルコールなどが、急に価格が高くなったり、手に入らなくなったりしたことには、強い不安を感じた」と、感染者数は日々増えてきているのに、衛生用品が不足したことも当時の強い不安の一つとして出されています。このころから、テレビの報道等で感染された方、施設の行動への批判も見られるようになり、児童の施設の職員からも「対応は手探りだった。玄関前にゲートを作って来園者の体調確認を行ったり、日々消毒をしたりと努力した。職員の中にも『誰かがコロナになったらすぐに広まるのではないか』『医療ケアの必要な子ども等、リスクの高い子どももいる中で、もし自分がコロナになったら、子どもたちの命に関わることだ。そうなったら本当に申し訳ない』など、不安感はたくさんあった」と、どの施設でも毎日、様々な場面、場所で徹底した消毒作業を行うことに追われ、体調不良者がいればその状況を心配し、報道される感染者数に心乱され、もし自分が感染源となったらという不安と葛藤を抱えながら仕事に向かい、薄氷を踏む思いで事業を実施してきた毎日であり、今も感染対策を引き続き実施しています。

感染拡大下での支援、療育内容の変化

感染拡大を繰り返していく中で、職員のマスク等の着用は、今や当たり前のことになり、『新しい生活様式』などの指針から、ソーシャルディスタンスの確保のために分散登園（分散行事）の実施や、行事そのものの中止があるなど、療育の内容や、通所サービス内容は大きく変更をせざるを得ませんでした。生活介護の現場からは「『地域とのつながりを大切にし、開かれた施設を目指す』という理念を掲げて支援に取り組んでいるが、新型コロナが広がったことで、地域とのつながりが途絶えてしまった。地域に施設を開放し交流していく行事や、地域のお祭りでのバザー販売、地域の学校の生徒さんたちの体験交流などもなくなった。

これまで様々な取り組みの中で、時間をかけて積み上げてきた施設と地域とのつながりが、希薄になっていくことが不安に思う」と、長引く制限や自粛などから、地域の拠点づくりの取り組みを再構築していくことへの不安が出されています。

児童心理治療施設では「『新しい生活様式』の黙食や、手洗い消毒の励行、マスクの着用などのルールを、園児の生活に組み込んでいく作業が大変だった。施設の児童は、急なルール変更への対応が苦手な子が多く、見通しの持ちにくさもあった中、本当によく努力してくれた。一方、そうした生活様式の変化や制約が、新たなストレスとなり、以前より子ども同士のトラブルや職員への反発なども多かったように思う」と生活変化への対応に苦心したことも出されています。児童発達支援センターでは「難聴児療育では『口形を見せて発音理解の手がかりにする』『相手の表情をよく見て、相手の気持ちが分かるようにする』ということを大切にしてきた。感染拡大当初は、職員がマスクをすることで、園児にとって、受け取れる情報量が格段に減るので、しんどいことだったと思う。現在は、透明マスクやフェイスシールドを使って療育をすることで、最大限の情報保証ができることを目指している」「これまで、当たり前にできていたことに制限がかかり、療育・行事の内容や開催方法について、その時にできるやり方を、工夫しながら行ってきた。一方で、3年に及ぶコロナ禍により、職員の中でも、お泊まり療育や、季節ごとの行事、クッキングといった療育の柱となる活動や行事を一度も経験したことがない職員が増えている。これまで、療育で大切にしてきたことを、職員間で今後も伝え合いながら、再開できる日を心待ちに、準備を行っていきたいと思っている」など、感染予防を念頭に置き、今できる工夫を積み重ねながら、支援の質を保ち、つなげていく取り組みを行ってきた経緯も出されています。

感染と施設の運営

こうした取り組みの中で、第6波までは感染者は出しつつも、施設内で感染を広げることはありませんでしたが、2022年の7月以降の第7波の感染拡大の中で、複数の施設で感染が広がる事態となりました。職員からは「出勤できた職員が、毎日、利用者一人ひとりに電話で体調確認を実施し、保護者の不安な言葉を聞きながら、その電話の中で、次々陽性者の報告も入り終わりが見えなかった」と、混乱した様子が報告されました。幸い短期間で、大きく広がることはなく収まりましたが、今回の感染を通して感じたことは、一旦感染が広がると、利用者、職員、家族、利用者が併用している他の事業所、在宅福祉サービス、その担当者の家族へと経路は広がっていってしまう怖さがあるのだと強く感じています。

障害者総合支援法の対象になっている施設は「日額報酬」制度になっており、児童、利用者の通所回数が減れば、施設に入る報酬も減っていきます。この3年間、感染の多い時期には、感染を心配して利用を自主的に控える児童、利用者も少なくなく、その結果、事業収入が大幅に減ることになるなど、施設運営に関しては常に不安がついて回っています。職員からは「感染対策に係る費用負担も、今回は国や県の対応施策があったので何とか賄うことができた。利用者の感染防止のための施設利用控えについても、電話等による在宅支援の取り組みによって減収は少なく済んだが、どちらも今後について、不安はある」という意見が出されています。

国・自治体の緊急支援のありがたさは出されながらも、コロナウイルスが感染症2類から5類に移行した際に、検査等も有料になると言われている中、自宅療養中への報酬上の支援や、感染対策費用の報酬への上乗せなどが一時的ではなく、今後も同様に続くのか現場は強く不安に思っています。障がいのある児童、利用者のより良い療育、地域生活のために安定した施設運営になる、より良い施策を願っています。

証言29

児童相談所（一時保護所）での出来事

小林（こばやし） ゆり（保育士）
A市職員労働組合

一時保護所での新型コロナウイルス感染拡大とその対応

とある児童相談所の一時保護所に実際に起きた出来事です。

想像してみてください。一時保護所は、様々な事情の児童、幼児を緊急一時的に安全に保護する場で、365日24時間年中無休で稼働し、休むこと閉めることのできない施設です。

そのような場所で昨年の新型コロナの感染拡大時に保護児童の1人が発熱し、PCR検査の結果陽性が判明しました。当時、保護所内には、学齢児は、男女あわせて10名程度、幼児3名が入所していました。

最初に子どもたち全員をそれぞれの居室に入れるようにし、トイレ以外は居室から出ないようにしました。

その後、発熱などの症状のある子どもから順に、PCR検査を受けに病院へ行きました（その際の送迎も防護服を着て、保護所職員が行いました）。症状のない子どもは、順次保護所内で抗原検査をしていきます。

その上で陽性ゾーン、陰性ゾーン、グレーゾーン（陰性だったが疑わしい者）と、3つのゾーンに分けて、それぞれに対応する職員も分けました。陽性ゾーンで対応する職員は、防護服を着用、完全防備で看護にあたります。抗原検査で陰性だった子どもも、その後に症状が出たり、発熱したりするので、施設内のゾーニングもその都度、嘱託医の指示を仰いで、看護師主導で見直しがされました。

感染の広がりを抑えるために、陰性ゾーンの子どもたちも行動が制限されていきます。安全のために仕方のないことですが、子どもたちもストレスが溜まってきます。コロナ発生時期は、健康な子どもに対しても、マスク、フェイスシールドで距離を取りながら、話を聞くなどの対応をとりました。陽性者の清拭や、少しずつ体調が戻ってきたときのシャワー浴にも細心の注意が必要でした。浴室に移動するときは、職員も防護服を着て床を消毒しながらです。清拭の服やタオルを他の物ときっちり分けて洗濯するという注意も払いました。

陽性者や途中から陽性になった子どもたちの体調を確認して、経過観察期間が終わると隔離解除になります。1人2人と順に解除になったため、保護所全体が他所との交流ができるようになるためには、2週間近くかかりました。

コロナ感染発生時は、ケースワーカーとの行き来も、新規入所の受け入れを制限していました。その間は、無理を言って短期間里親宅に一時保護になっていた子どももいて、解除後には入所ラッシュにもなります。

保護所職員の負担と改善への要望

やっと保護所内の感染が収まった後も新規入所の対応で気の抜けない日々が続きました。そして、翌月、今度は幼児にもコロナ感染者が出ました。更に保育士にも感染者がでて、出勤停止になり、少ない職員をやりくりしながら対応していきました。

小学生以上は、何とか子どもだけで過ごしますが、幼児が陽性になった場合はそうはいきません。そのため、防護服のまま保育にあたります。防護服、帽子、手袋を2枚重ね、靴カバー、そしてN-95対応のマスクをつけて、まさに文字通りの完全防備。防護服を着たまま幼児とかかわるのは、とても暑く息もできないので、1時間から1時間半が限界で、その時に交代して食事をとるなどし、また防護服をいちから着なおしての対応です。

自分自身が感染すること、そして家族に広げてしまうことが恐怖でした。通勤は車にして、帰宅後は玄関で全身脱いで消毒後シャワー、服はそのまま洗濯機に入れ洗濯、食事も家族とは別に一人で食べる等の状態の時もあり、職員それぞれが必死でした。

保護所は、通常の状態でも人員に余裕があるわけではありません。それでも、上記に対応するためのコロナシフトでやっていましたので、職員はギリギリの状態になり、心身ともに疲弊していました。

職場の人員体制は正規職員11人（内保育士3人）、会計年度任用職員は19人です。保育士は土・日・祝日関係なくローテーションを組んでいるので、一人が出勤できない状態になると他の保育士は休めなくなります。年末年始もそのような状況となり、会計年度任用職員のみでも良くないかと指導員や係長は言ってくれましたが、やはりそういうわけにもいかないので、勤務をやりくりして正規保育士の出勤を確保したため、連勤続きで「年末年始休みなし」となりました。人員増、特に正規保育士の増員は組合からもずっと要求していますがなかなか改善されません。会計年度任用職員の処遇改善も強い要望です。

一時保護を必要とする子どもがいなくなることが一番ですが、なかなかそうはなりません。コロナの感染が収まっている現在も入所する子どもは増えています。施設や人員の拡充を今後も求めていきたいと思います。

証言 30

非常事態宣言などにより急増した「不燃・粗大・危険ごみ」、市民の公衆衛生を守りつづけるために

中嶋（なかじま）　政彦（まさひこ）
山口県
防府市職員労働組合

はじめに

防府市は、山口県の瀬戸内海に面した山陽側ほぼ中央に位置し瀬戸内海に面しており、古くから周防の国の国府として栄え、また、交通の要衝として発展した歴史のあるまちです。人口は約11・5万人、面積は189・37平方キロメートルです。

山口県では、平成の大合併により56市町村が19市町になりました。防府市は山口市を含む2市4町の合併協議会に当初は参加していましたが、新市における庁舎位置について折り合いがつかず、協議会を離脱し単独市制を継続しています。結果として、県内では人口規模で6番目、面積では5番目に大きい市となりました。

減らされ続けた自治体職員、細りゆく「公共」

新庁舎の位置という首長レベルでの論争から合併協議会を離脱した防府市の市長（当時）は、「合併による行政コストの削減」というこれまでの主張に辻褄を合わせるために「聖域なき行財政改革」を打ち出して、市職員の採用などを大きく減らすなどの市政を続けてきました。現業職員も例外ではありません。退職者不補充により、年々職員数は減少しており、平均年齢は上がるばかりです。

「防府市ごみ処理基本計画（2022（R4）年4月）」によれば、防府市における「家庭系ごみ排出量」は27718トン（2022年）となっています。1日平均76トン、1人1日当たりにすると657グラムとなっており、これらのごみを収集・処理し、市民の衛生環境を維持するのがわたしたちの仕事です。

非常事態宣言などにより急増した「不燃・粗大・危険ごみ」

「家庭系ごみ」の中身に目を移すと、「可燃ごみ」が21904トンと約8割を占め、「不燃・粗大・危険ごみ」は2544トンと約1割となっています。「不燃・粗大・危険ごみ」については、前年の2021年より27%も増えており、コロナ禍における思わぬ影響が推察されます。また、「資源ごみ」は2089トンと近年横ばい傾向が続いています。

防府市クリーンセンターの収集業務は、一部を民間業者に委託して行っています。

可燃ごみについては、直営が6コース、委託が10コースで行っています。直営部分については、2トン車が5台（3人乗車）、軽ダンプ車1台（2人乗車）の17人体制です。プラごみ収集については、直営7コース、2トン車6台（3人乗車3台、2人乗車3台）と軽ダンプ車1台（2人乗車）の17人。また、不燃ごみについては直営2コース、2トン車2台（3人乗車）の6人体制で行っています。午前中に不燃ごみ収集を行い、午後からは有料ごみの収集を行っています。

徹底した対策、それでも広がった感染　その時現場では

クリーンセンターでは、2020年初よりはじまった新型コロナウイルスの蔓延に対して、日ごろからマスク、手洗い、うがい、共用部分の消毒、控室の2分の1人員分割と様々な注意を払ってきました。しかし、2022年の8月中旬に複数の職員が新型コロナウイルスに感染、3人乗車体制など「密」にならざるを得

ない状況もあり、瞬く間に最大で23人まで感染が拡大し、ごみ収集部門の罹患率は46%と、ただでさえ少ない人数でこなしている職場は、感染者全員が復帰するまで3週間程度の大変な事態となりました。

感染経路については結局不明でしたが、日々の収集業務のなかで、「このごみの中にもしかしたら新型コロナウイルス感染者のごみなども含まれているかもしれない」と漠然とした不安に苛まれながら業務を続けていましたので、その可能性も否定はできません。一方で、パンデミック当初には、住民の方々が出すごみに、励まし・応援・感謝の手紙が添えられており感激したのを覚えています。この場を借りて、あらためましてお礼を申し上げたいと思います。ありがとうございました。

市民の公衆衛生を守りつづけるために

動ける職員が約半数となっても、家庭からは膨大なごみが毎日のように排出されます。収集業務を休止するわけにはいきません。その対策として、プラごみ収集車の3人乗車を2人乗車に、不燃ごみ収集を1台で2コース周り、予備職員や搬入ごみ検査職員、事務職員にも応援に駆けつけてもらうなど、市役所全体で収集業務の補完にあたり、なんとか住民の方々には迷惑を掛けずに、収集体制を維持することができました。また、労働組合の役員としては苦渋の判断でしたが、この間の夏休みや年休などは延期するなどの対応を職員にもお願いしました。

経験豊富で、自分が現在は担当していないほかの人の業務でもだいたいのことが共通理解としてあり、事務職員のバックアップもありながら乗り切ることができましたが、もしこれが、民間事業所・民間委託車で発生していたとすれば、その日の収集はどうなったか、民間事業所自体が閉鎖となれば稼働できるのかは疑問を抱かざるを得ません。民間委託車は、固定されたメンバーで決められたコースを収集しますが、ほかのメンバーではコース、要領等もわからず、住民生活に大きな影響をもたらすと思われます。委託に出されてしまったコースは、ノウハウが霧散してしまい、ギリギリの人員の直営職員でも困難を極めると思います。

知恵を出し合い、力を尽くしてきた現業職員の誇り、思い、長年培われてきた知識や経験・技術、仲間とのチームワークが最前線で住民の生活を支えています。このコロナ禍のなかで、住民からのメッセージを含めて、公務公共現業職員がいてこそ、安心して地域の公衆衛生が保たれていることを実感しました。今現在、クリーンセンター現業職員の平均年齢は55歳を超え、年齢構成は50歳代後半に片寄っています。新たな危機や気候変動により災害が頻発するなかで、住民の最前線で働くわたしたち現業職員の奮闘、公務公共の果たす役割の大切さは明らかで、危機・災害時など、対応できる職場体制の充実と、人員増、安心して働き続けられる職場づくりが重要です。全国的に進められている民間委託を見直し、安心・安全を公務公共現業職員に取り戻すための運動を広げ、進めることが大切だと思っています。

証言
31

コロナ禍における長崎市上下水道局の取り組み

村井（むらい）　泰介（たいすけ）
長崎県
長崎水道労働組合

いつ発生するかわからない事故や災害（感染症など）に備えて

自治労連より「コロナ出版」原稿の依頼をいただき、自分なりに筆を執ろうと思います。
2023年1月下旬現在、最強寒波が日本全国で猛威を奮い、長崎市でも水道管が破裂しまくり、直営での対応に忙殺されております。職場の人員もタイミング悪く、コロナ感染者と濃厚接触者が相次ぎましたが気合と仲間の助けで頑張っているところです。

正直、長崎市上下水道局ではクラスターも発生しませんでしたし、コロナによる長時間労働もありませんでした。医療従事者、医療現場に携わる方々、保健所の方々、コロナ禍に直接関わる方々に比べれば「大変だった」とは口が裂けても言えませんが、長崎市上下水道局の取り組みを紹介していきたいと思います。

公共性を発揮し続けるための技術・ノウハウの伝承

水道局の仕事には全体の運営、新しい水道管の敷設や施設の整備、既設管の維持管理、浄水場での浄水等がありますが、ライフラインとして止めることができないのが既設管の維持管理と浄水作業です。当たり前のことですが水道水を作らないことには市民に水を届けることはできませんし、水道管の破裂や施設の不具合は常に有り、両方ともに年中24時間対応しなければなりません。長崎市も他都市でもあるように、浄水場の一部民間委託、水道管修繕業務の民間委託を行っていますが、２か所の浄水場は完全直営で業務にあたり、修繕業務も普段から委託業者が間に合わない際や、技術を若手に継承する意味も込めて直営作業を行っています。

いのちの水を守りたい　非常時に対応できる体制の確保こそ行政の責務

幸いなことにすべての浄水場でコロナ禍による機能不全は起きませんでしたが、現在浄水場で直営運転監視業務を行っている職員や他部署にいる経験者を中心にバックアップできる体制を構築できました。

修繕業務に関しては第７波の際に委託業者も職員もコロナ感染者及び濃厚接触者が多数出ましたが、委託業者が間に合わない作業は直営対応で乗り切りました。

今回のコロナ禍を想定していたわけではありませんが、普段から当局との交渉の際に直営業務の必要性を訴えて最低限の直営業務と人員は確保し、これからも守っていくつもりです。

水道の民営化の動きがありますが、想定できないような事態や災害等に対応していくには直営の力が必要です。全ての業務を直営で行うとは言いませんが、重要な業務は最低限一部民間委託とし直営対応も残す、そして技術の継承をしっかりと行うことが大切です。失われた技術は戻りません。

証言
32

コロナに負けるな！ 宇和島の真鯛を学校給食に

森賀（もりが）　俊二（しゅんじ）
愛媛県
自治労連愛媛県本部執行委員長

このレポートは、「自治労連宇和島市職員組合」及び「愛媛県漁業協同組合宇和島事業部　担い手対策部次長　藤田知右さん」への取材に基づき、制作しました。

太りすぎた真鯛

新型コロナウイルス感染症は、日本の外食産業に大きな打撃を与えました。それのみならず、食材を供給する農業、水産業、畜産業者にも大打撃を与えたのです。

愛媛県は、生産量が全国シェアの5割以上を占める養殖真鯛の一大産地です。出荷量は県全体で年間、約3万4千トンにのぼります。宇和島市の出荷量は、年間約1万9千トン、半分以上を占めています。しかし、このコロナ禍で出荷量が低迷し、養殖現場では、育ちすぎた規格外の真鯛が増えるという事態に陥りました。出荷する真鯛は、大きければいいというものではなく、ベストは2キロまでとされています。体が大きくなり過ぎた真鯛は、スーパーなどの小売店では捌くときに扱いづらいため、味に変わりはないのですが、需要が少ないといいます。しかし、せっかく育てた真鯛を「廃棄する」という選択肢はありません。養殖業者は、「真鯛が売れない」「売れ残った真鯛のエサ代」「新たな真鯛の養殖スペースが確保できない」という3重苦を抱えることとなりました。

ある養殖会社では、養殖真鯛の２０２０年4月の出荷量は前年比4割減、それより前の5年平均と比べると約6割減になりました。また、市場の卸売価格は、需要の落ち込みから大幅下落し、数年かけて育てた真鯛が利益を生む状況ではなくなりました。

「#鯛たべよう」の全国発信

そこで、養殖業者が多い宇和島市は、独自の支援策を打ち出すことになりました。市の公式ホームページで「#鯛たべよう」キャンペーンを開始しました。名物「宇和島鯛めし」や「鯛そうめん」などのレシピを紹介し、地元の真鯛の購入や消費を呼びかけました。また、市内産の23・5トンの養殖マダイを給食や病院食に使うため、約2460万円の予算も組みました。

宇和島の真鯛を学校給食に

さらに、国が、新型コロナウイルス感染症の影響を受け、消費が低迷している国産食材を支援する「令和3年度国産農林水産物等販路新規開拓緊急対策事業」(※)を活用し、学校給食に真鯛を提供することとなりました。この取組により、真鯛の提供は、市内や県内の学校に止まらず県外（9都県）にも広がりました。宇和島市は、旧宇和島藩主の伊達家の縁から、北海道当別町、宮城県大崎市、仙台市、長野県千曲市と姉妹都市として交流しています。これら自治体の学校給食にも積極的に取り入れられました。

この事業により、2021年8月から10月にかけて、「原魚ベースで約260トン」の加工品が全国の学校に提供されました。仙台市だけでも、「原魚ベースで約18トン」にのぼりました。

愛媛県漁業協同組合の藤田さんは、この時の喜びを次のように話してくれました。「補助金の交付決定通知を8月19日付けで頂きました。提供は10月31日までと決まっており、期間も短く、事業スタートから切身サイズと切れ数・数量・納品日の調整が大変でしたが、連携業者及び栄養士の先生方他のご協力を得て、何とか実施することができました。事業の後、お礼文等を送付してくれた学校もあり、養殖マダイのおいしさを感じてもらえたことに喜びを覚えています。これを機会に宇和海産養殖マダイの消費拡大につながればと期待しています。」

この活用補助金には、「対象農林水産物等やその生産活動についての消費者の理解増進に資する取組を行う」ことを求められていたため、9都県で、出前授業等を行いまいした。以下は、子どもたちや先生方のアンケートのコメントです。

生徒からのコメント

・私は魚が好きなので食べれてよかったです。今どは家族みんなで食べたいです
・給食で味わって食べた真鯛には漁師さんなどの努力があったことを知れて良かった
・人が作り育てたから味がしっかりとしていておいしかったです
・残さないように食べたい
・愛媛県で有名な魚がマダイということを初めて知りました
・マダイと漁業協同組合さんに感謝しています
・マダイの廃棄がなくなってほしい

学校・センター等からのコメント

・鯛がおいしいという声が多かった
・料理の組み合わせが良かった
・マダイは厚みがあり食べ応えがあった

・料理方法を検討し、新メニューとしての幅が広がった
・児童・生徒・教職員の反応が良く魚が苦手な生徒も喜んで食べていた

これらの取組は、真鯛の消費拡大のみならず、子どもたちが食材への関心を高める良い機会にもなったのです。

おわりに

これら一連の取組により、愛媛の真鯛販売は、徐々に回復を見せました。2021年には、コロナ禍前の8割程度までに回復し、販売単価も上昇傾向になり、明るい兆しが見え始めました。現在、ほぼコロナ禍前の水準に回復しています。

学校給食提供で消費された養殖真鯛は、出荷減となった総量から見ると、決して大きな割合ではありませんでした。しかし、国や自治体、学校が一体となって取り組んだこの支援活動は、何度も廃業を考えた養殖業者を大きく励ましたことは、言うまでもない事実なのです。

※国産農林水産物等販路新規開拓緊急対策事業

新型コロナウイルス感染症の影響で販路を失った国産農林水産物等について、販路の多様化や地域の特色を生かした交流イベント等を通じて、需要に応じた販路活動の多様化に資する施策を一体的かつ総合的に推進することを目的とした国の補助事業。宇和島市は、事業実施主体である愛媛県漁業協同組合との連携により、「宇和島産養殖マダイ」を姉妹都市の学校給食に提供することを計画し、採択を受けた。

証言
33

コロナウイルス感染で島全体の機能がマヒ、その時自治体労働者は

柳田（やなぎた）庫呂（くらなが）
鹿児島県
与論町職員組合執行委員長

新型コロナウイルス感染症の勃発と与論島の最初の反応

「中華人民共和国湖北省武漢市において、2019（令和元）年12月以降、原因となる病原体が特定されていない肺炎の発生が複数報告されています」（令和2年1月6日厚労省HPより）。この報道が、後に世界的な影響を及ぼし、そして現在もいまだに解決のめどが立たないものになるとは想像がつきませんでした。

そして、2020（令和2）年1月16日、新型コロナウイルスで日本人の感染者が初めて確認された（令和2年1月16日厚労省HPより）との報道があった日、その時もまだ私は季節性のインフルエンザのように、原因不明のコロナウイルスはすぐに治療法・治療薬が開発され、収束するものであろうと楽観的に考えていました。だが、有効な治療薬・有効な治療法が見つからない中で、著名な芸能人が原因不明のコロナウイルスでこの世を去っていく報道を目にした時、これが我が与論島に来た時にどうなるのか恐怖を感じました。

なぜならば、我が与論島は人口5000人程度の小さな島で高齢化率も高く、また、本土とは違い医療機関が少なく陸続きではないため、高度な手術を要する治療については沖縄県の医療施設に急患搬送等を行うなど、小さな町の小さな医療機関では限界があったからです。当時のテレビ等では「新型コロナウイルス対策にはマスクやアルコール消毒の徹底」などと叫ばれてはいましたが、マスクやアルコールなどの物資は、店頭には並ぶことがなく、「マスク・消毒用アルコールの入荷は未定です」といったＰＯＰも目立つように

なってきました。

そこへ、2020(令和2)年7月22日とうとう恐れていた一報が入りました。

「本日、本町において新型コロナウイルス感染症の感染者が確認されました」(与論町役場HPより)。全国的な感染が広がりを見せる中、島内に感染者が発生するのも時間の問題であったこととはいえ、商観光業が一番多忙を極め始める時期に感染者が発生した。

この事実に行政はもとより、島内中に緊張が走りました。そのため、書き入れ時であるいつもの夏場とは違い、夜まで営業している雑貨屋は早々に閉店し、また、飲食店周辺は、大勢の観光客がほろ酔い加減で楽しそうに街を歩いているいつもの見慣れた光景を見ることができなくなってしまい、「これが与論の夏なのか」と思うくらい、観光客の来島キャンセル・宿泊業者も予約を断るなどの事態が相次ぎ、観光客は減り、飲食業を営む店舗は時短営業などの措置が取られ、いつもの賑やかな夏場の与論島とは思えないほど、街を出歩く町民や観光客は見られなくなり、経済状態は衰退してしまいました。

島内の医療体制と感染拡大への対応

そして、新型コロナの感染の第1報後、またたく間に島内中に感染者が広がり、医療機関では通常の外来診療ができなくなり、眼科や整形外科等の専門外来についても軒並み中止となり、電話による診療に代わりました。

新型コロナウイルス感染症発生当時の私は税務課の係長として勤務しており、感染の確認が発表された7月は2020(令和2)年度の固定資産税や国民健康保険税などの課税処理・通知書等の発送業務が終了し、諸税の収納対策に向けて作業を進めようとしていたところでした。そこへ、同じ課の後輩職員が新型コロナウイルス感染疑いのため抗原検査を実施したとの連絡が入り、結果を待っていたところ陽性の判定が出たとの連絡を受けました。当時の保健所からの対処方針により7名いる税務課職員全員が1日は全員自宅待機、その後、私を含め4名が新型コロナウイルス陽性もしくは濃厚接触者の判定を受けたため、1週間程度の自宅待機を余儀なくされました。そのため、全員が出勤できない1日については、税務課を経験した職員に依頼をし、急場をしのぐことはできましたが、全員が復帰し通常業務を行うまでの間、課内の業務が一時混乱状態となりました。それ以上に役場の内部で混乱を極めていたのが、新型コロナウイルス感染症対策を所管していた町民福祉課（現：健康長寿課）・保健センターでした。いつもどおり窓口業務も行いつつも、いつ自分が感染するかもしれないという恐怖感に襲われながら、新型コロナウイルスの感染報告例の取りまとめから、保健所や感染者との連絡調整、療養施設への搬送対応まで、毎晩遅くまで、ほぼ不眠不休の状態で対応していました。

新型コロナ患者が軒並み増加する中、町内の医療機関だけでは対応ができなくなったことを受け、保健センター職員・消防署職員・県の関係機関と連携を取り、鹿児島本土の療養施設・医療機関などに搬送を数回行うこととなりました。

また、町立のこども園、療育センターにおいても、家族のコロナの感染による臨時休園があり、乳幼児に対しても、より一層の体調管理が求められることとなり、職員は肉体的な部分より精神的な部分にかなりの負担がのしかかることとなったものだと思います。

そのような中、台風の通過による町民のための避難所対応にも追われることにもなりました。与論島は台風の常襲地帯であり、台風の接近の際には、関係各課総出で、町の体育館や地域福祉センターに避難所の開設・避難者の安全確保などを行っているところではありますが、今回はコロナウイルスの有症状者の避難を考慮した避難所配置を求められることとなりました。いつもの避難所対応では行わない検温業務や新型コロナの症状の有無の確認、有症状者と無症状者の導線を変え、「感染しない・感染させない」ように努めるなど通常の避難所対応はより多い職員の配置となり、また、町民の方も感染を恐れキャンプで使うテントなどを持参し、その中で過ごす方も見られました。

新型コロナウイルスと共存しつつ、戻りつつある島の日常

現在、新型コロナウイルス感染症の感染対策基本方針も当初と変わり、令和5年3月13日からは、マスク着用等は個人の判断となるなど、生活も徐々に戻りつつありますが、医療体制が脆弱な本町においては、現在も日々の感染対策として職員の検温対策の実施や消毒対策がなされています。各種会合等でもマスクの着用などは行われているところであり、新型コロナウイルスの影響により軒並み中止となっていた各種研修会も、Zoom 等インターネットを活用したオンライン研修会やリアル参加等により増えつつある状況にあります。

島内の観光業も新型コロナウイルス発生当初と比べたら、まだまだではありますが交流人口の回復の兆しもみられるようになり、飲食店も活気が戻ってくるようになりました。

また、各小中学校の入学式や卒業式、運動会などのイベントも縮小して開催されていましたが、徐々に緩和され運動会においては子どもたちの元気な声が戻ってくるようになりました。

今回発生した新型コロナウイルス感染症では、自治体職員だけでなく国民全体が疲弊し、生活環境も大きく変わってしまったところではありますが、令和5年5月8日からは指定感染症2類から、季節性インフルエンザと同等の5類へ変更されます。

今までの町民に笑顔が戻り、明るく活気づいた与論町が戻ってくることを祈念して止みません。

証言
34

特別定額給付金プロジェクトチームに所属してみて

八木（やぎ）　貴之（たかゆき）
長野県
上田市職員労働組合

2020年1月初旬、私は上田市成人式の事務が終わり、胸をなでおろしているころ、海外で原因不明の肺炎がまん延しているニュースに触れました。

なぜか咄嗟に、看護師である母親へ「海外でよくわからない風邪がまん延しつつあるようだから気をつけてね」と連絡したことを、鮮明に覚えています。当時遠距離で付き合っていた今の妻との入籍も控え、一抹の不安を覚えたからなのかもしれません。その後、ワクチンも特効薬もないウイルスはあっという間に日本中に広がり、4月には、政府による緊急事態宣言が発出され、収入が途絶える人々への救済措置として、1人10万円の定額給付金交付事業のニュースが駆け巡りました。

新型コロナウイルスの拡大と定額給付金プロジェクト

「10万円がもらえるのか……」という程度で自分事にとらえておらず、結婚式や新婚旅行などをどうするか妻と相談をしていたころ、当時の課長から「定額給付金プロジェクトチームへ出向してくれないか」と打診がありました。若手が多い中、同僚の市民課経験のある職員は、市民課でクラスターが起きた際の応援職員として残しておきたいということで、私に白羽の矢が立ったということでした。入籍したての中、見知らぬ土地に来たばかりの妻も気がかりで、戸惑いもありましたが、「自分の力が役に立てるなら」という思いで、出向することとなりました。

多くの市民から「いつ入金されるか」「早く入金してもらえないと生活がままならない」といった声をお聞きしながら、まずは給付金事務の流れや制度について整理・理解していくことから始まりました。

各世帯へ人数に乗じた10万円を給付する。言葉では一見単純なことのように思えます。

しかし、スピーディーな事務処理だけではなく、まさに正しく支給していくことも重要でした。今回の給付金では、起算日前後に転入出があった方には、2つの市から申請書が届いている方もおり、二重給付にならないよう他市へ照会をかける必要がありました。また、住民票上一緒に住んでいることとなっているが、家庭的な事情により今は別に住んでいる場合など、個々人による対応も必要となりました。

給付金事務の課題と市町村職員の役割

さらに混乱をきたしたのは、申請方法についてです。上田市では、紙媒体での申請が多くを占めましたが、マイナンバーカードによる申請も可能であったため、毎日パソコンを立ち上げ、マイナンバーカードによる申請書をダウンロードし、紙媒体で印刷をしてチェック作業を行う時間があり、特に給付金が始まった当初は、アクセスが集中し、ログインやダウンロードに時間がかかりました。またマイナンバーカードと紙両方で申請していないかなどについてもチェックする必要があり、逆に効率が悪くなったことは否めません。

自治体労働者として、今回の給付金しかり、他のコロナ対応についても、国で決めた方針のしわ寄せの多くは、市町村職員が被ることになります。特にマイナンバーカードについては、今と当時を比較することはできませんが、付け焼き刃の政策では、結果的に現場を混乱させることは否めないかと思います。

われわれ市町村職員にも通常業務があります。当時、私が担当していた成人式についても、給付金作業が終了してから、一から組み立てを考えました。結果的には、多くの若者が、人生の門出を祝われるはずの場がなくなり、やむを得ないながらも悲しい想いをしたことと思います。「もう少し考えることができなかっ

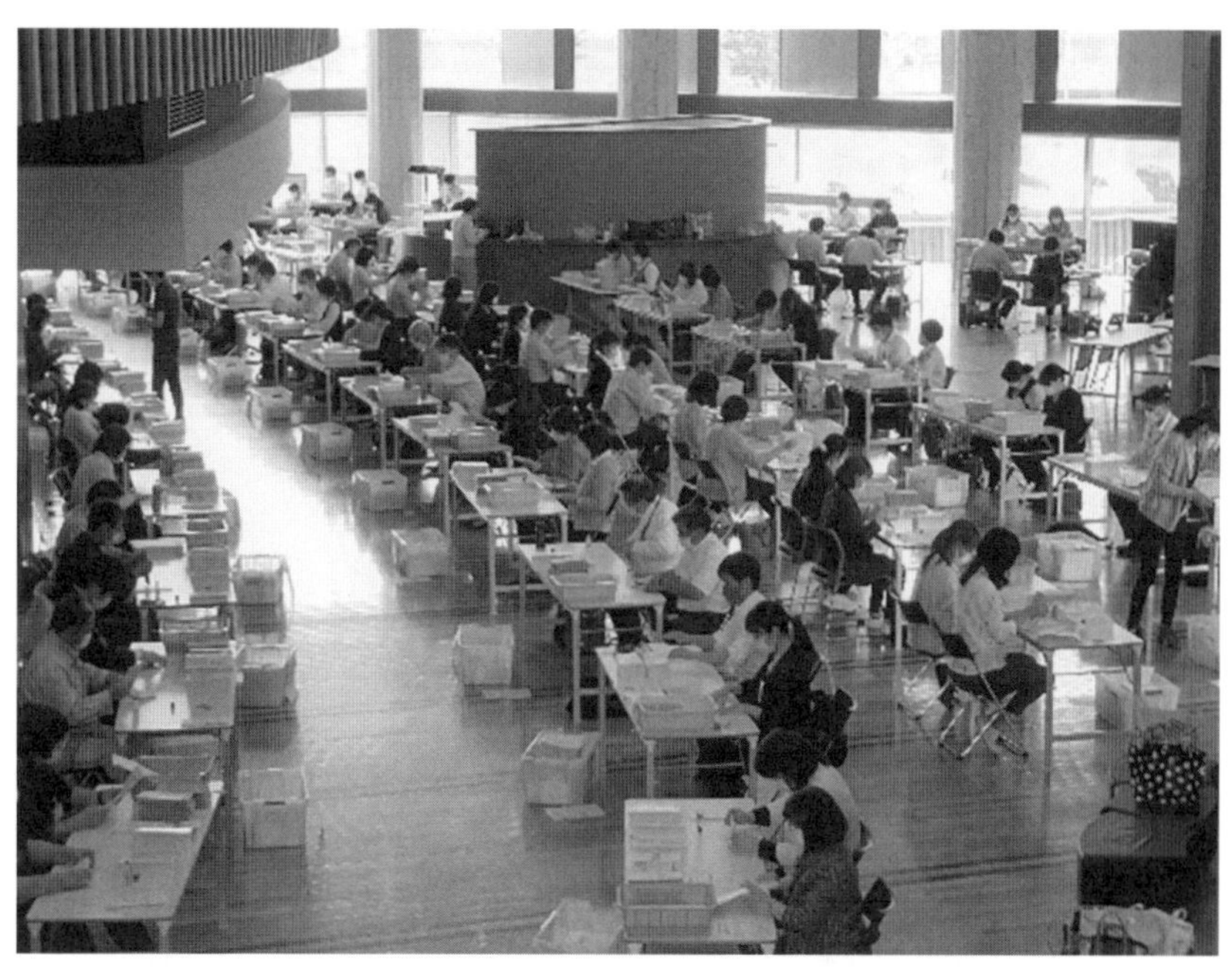

2020年の一律給付金にあたって書類を総出で準備する職員（上田市）

たか」、悔やまれるばかりです。

また、私が出向している間は、その穴埋めを上司や同僚が、忙しい通常業務に加えて行っていたことも忘れないでいきたいと思います。プロジェクトチームにかかわった仲間と出向期間中に穴埋めをしていただいた上司と同僚への感謝を申し上げ、そして一刻も早く新型コロナウイルス感染症の収束を祈念いたします。

証言
35

コロナ給付金について

矢島（やじま）　浩一（こういち）
長野県
上田市職員労働組合

給付金事業の遂行と課題

私は、２０２２年1月に当時準備を進めていた国の「住民税非課税世帯等に対する臨時特別給付金」と、上田市が独自に住民税非課税世帯の一部に実施していた給付金の2事業を担当するため、異動配属となりました。

異動時にはすでに市の事業が始まっており、異動初日から大量の申請書を捌くことに追われ、それが落ち着かないまま国の給付金の発送準備、返送されてきた申請の確認等、ようやく落ち着きを見せたのは3月末でした。この約2か月間は、当時を振り返ってみても、ただ「忙しかった」という思い以外に出てきませんので、とにかく目の前の事務を処理する以外の余裕がなかったのだろうと思います。

4月に国の制度改正があり、給付金の対象者が追加されたころから夏ごろにかけては少し余裕ができたこともあり、コロナもそうですが、ロシアのウクライナ侵攻に端を発した物価高騰による市民生活への影響も懸念されるため、前回行った給付金の対象者を拡大し、時期も前回より前倒しした上田市独自の給付金の設計等に取り組みました。

そのようなか２０２２年9月に発表された国の「電力・ガス・食料品等価格高騰緊急支援給付金」は、まさに青天の霹靂というような状態であり、直後に長野県が独自に「長野県生活困窮世帯緊急支援金」（長野県が独自に実施した国の「電力・ガス・食料品等価格高騰緊急支援給付金」の対象とならない住民税所得割非課税の世帯等を対象に、1世帯あたり3万円を給付する事業。国の給付金同様、支給事務は市町村が行った）を行うことを発表したのとあわせ、予期せぬ事業が2事業も追加となりました。3給付金事業を同時に進めなくてはならず、業務量に対する見込みが甘かったこともあり、特に12月は大変厳しい状況となり、部を挙げて業務の応援をいただき何とかやっていけました。執筆中の本日（3月14日）最後の支給決定を行い、ようやくここまでたどり着いたという思いです。

今後の給付金事業への対応と展望

少しコロナ目的でない給付金のお話も混じってしまいましたが、ともあれこの1年、このような形で5つの給付金事業を行いました。これらの事業を行うにあたって、どういうところに気をつけていたか振り返りたいと思います。

まず、できるだけ早期に書類を発送するため外注を最小限にとどめ、庁内の応援をいただきつつ発送作業を内製化し、土日も使って作業を行うことで早期発送に努めました。この点については、住民税情報との連携作業から1週間半程度で発送までこぎつけることができ、苦労でしたがスピーディにできたと思います。しかしながら、早期の支給ができる体制づくりは課題だったと思います。申請から支給まで前半の2事業では約3週間、後半の3事業では約4週間のお時間をいただく、というアナウンスをしていましたが、申請から約2週間を経過すると、徐々に市民の方からのお問い合わせが増えてきたように感じました。市民の皆さんのご期待はそのあたりの期間だったのかな、と思います。

また、コロナ禍のため、なるべく接触を控えることを目的に、申請書等のやり取りは基本的に郵送を原則としていました。しかしながら、予想よりもかなり多い方が直接申請書を提出しに来庁されました。さらに、郵送で到着した申請書等の記載不備も多く、補正に苦慮しました。記載不備に関しては、できるだけ返送しない対応を心がけ、また過去の申請における添付書類を活用するなどしましたが、これらにもかなりの時間を要しました。こういった予想外の事態も多々ありましたが、市民の皆さんに負担をできるだけかけないように、迅速に事務を進めるよう努めました。

私たちを取り巻く環境は、コロナから物価高騰対策へとシフトしているように感じます。すでに「電力・ガス・食料品等価格高騰緊急支援給付金」事業もありましたが、今後も類似の給付金事業が出てくるとも限りません。この執筆が、今後もし類似の事業を行うことになった担当の方の参考になれば幸いです。

証言36

生活支援・経営支援の現場から

千葉（ちば）　幸一（こういち）（一般事務職再任用職員）
岩手県一関市職員労働組合特別執行委員

新型コロナウイルス感染症対策本部支援班の業務とチャレンジ

私は2020年3月に定年となり、再任用職員（短時間勤務）として4月から水道部門に配属となりましたが、4月半ば、急遽、新型コロナウイルス感染症対策本部生活支援班・経営支援班（以下、支援班）に異動となりました。

一人で事務室となる会議室に入り、部屋のレイアウト、会計年度職員の面接など、支援班の立ち上げからスタートしましたが、再任用職員の立場で、このような仕事、特に採用面接などを行うとは思ってもみませんでした。

支援班の業務は、主に市民からの相談の対応、各種給付金、補助金の申請に関する問い合わせの対応ですが、その後、申請の受付や申請書類の審査、不備内容の修正や添付書類について申請者とのやり取りまで行うこととなりました。

こうした業務を、主に1年目は再任用職員2名、会計年度職員4名の6人体制で、2年目以降は、再任用職員である私と会計年度職員3名の4人体制で行ってきました。

市民とのコミュニケーションと各種給付金・補助金に関する取り組み

支援班が設置され、最初の事業は特別定額給付金でした。一関市では、5月12日から申請の受付が始まりましたが、すべての国民に一人10万円が給付されるとあって、市民の関心も高く、テレビや新聞、インターネットからの情報をうけて、4月20日ごろから、「いつから始まるのか」との問い合わせの電話が寄せられ、それればかりか「なぜ、そんなに準備がかかるのか」「○○市では、もう支給が始まっている」「職員の怠慢だ」など、お叱りの電話が多数寄せられました。

給付事業は、各課から派遣された職員数名で準備が進められましたが、申請書など申請書類の作成、印刷、発送の手配など業務量が多く、発送作業などには、各課からさらに応援の職員も出て、ぎりぎり最短の時間での申請開始でしたが、テレビなどでは給付がすぐにでも始まるかのような報道が連日行われていましたので、市民からすれば、「一関は遅い」と感じたのだと思います。

申請が始まると、市民からの問い合わせはさらに増え、最大で1日500件近い電話があった日もありました。内容は申請書の書き方、添付書類に関するものが多かったのですが、中には「なぜ申請書が必要なのか」「申請書を出さなくても、支給できないのか」「なぜ、こんな書類をつけなくてはならないのか」など疑問の声も多数寄せられました。郵便での申請を原則としたものの申請に来庁する方も多く、初日から長蛇の列ができました。「わからないから、市役所に行って聞きながら書いた方が良い」「直接提出した方が早く支給される」といったことが理由のようでした。

申請書を提出すると、すぐに（2～3日で）給付金が支給されると思っている人も多く、「振り込みが遅い」「なんでそんなにかかるのか」といった怒りの電話が殺到しました。こうした状況が連日続き、支援班の会計年度職員からは眠れないなど悲痛な悩みも出されました。

申請書の審査・給付金の支払い事務には、各課からの応援職員も配置し、連日、夜遅くまで作業を行っていましたが、それでも実際に給付金が振り込まれるまでには3週間から1か月程度かかり、そのことが市民にはなかなか理解いただけませんでした。また、添付書類がないなど申請の不備が意外に多く、そのことでの申請者とのやりとりにも時間を要しました。

申請の最終盤では、申請がされていない方への案内通知、電話連絡などを行いましたが、最終的には、100世帯以上が未申請となりました。

事業者の支援では、当初、持続化給付金についての問い合わせが数多く寄せられました。この事業は国の事業ですが、申請がオンラインのみだったこともあり、「どうしたら申請できるか」といった相談が多数ありました。特に、高齢の個人事業主では、「インターネットなんて、わかるわけがない」と怒りをぶつけてくる方も多く見られました。その後、一関市にもサポート会場が設けられ、こうした方々も申請することができましたが、国の給付金・補助金の申請はオンラインがほとんどで、そのことが申請しない理由になっている方も多く見受けられます。

支援班では、住居確保給付金や生活資金、その後実施された非課税世帯、子育て世帯、大学生への給付金などの生活支援、家賃補助や市独自の事業者への給付金など、コロナ対策全般について、相談、問い合わせ対応の業務を行ってきました。どの事業も、事業が始まると、そのつど、問い合わせが殺到する状況で、支援班では、電話対応の合間に、様々な事業の情報収集を行い、自分たちでマニュアルを作成し、各事業の内容を覚えなくてはならず、日々その対応に追われました。また、生活が苦しい、売り上げが激減したなどの状況の中で、「何か支援はないか」「なぜ、（給付金や補助金の）対象にならないのか」と、必死の思いで電話をかけてくる方に対しての対応ですので、かなり気持ちの重い苦しい仕事です。

1年目の後半以降は、特別定額給付金が終了したことから、相談・問い合わせ業務に加え、一部の給付金・補助金について、申請の受付、審査や支払い事務の一部も担当することになりました。こうした業務は、本来、正規職員が行うべき業務で、会計年度職員にとっては、かなり負担に感じる業務でした。

さらに、申請書・添付書類の不備がかなり多く、こうした方には、電話等で連絡をとり、修正等をお願いすることになりますが、このことがさらに大きな負担になりました。中には必要な書類がなかなか揃わず、「それなら諦めます」という方もいて、そうした方に申請を促すことも苦心しました。申請書を書かず、いろいろな書類を持って「申請したい」と来庁する方もいて、丁寧な対応が求められました。

申請書の審査を、短時間勤務の再任用職員・会計年度職員が行うことは、責任の大きさとともに、支払いまでの期間をできるだけ短くしなくてはならないという気持ちもあり、かなりのプレッシャーになりました。終業時間になっても、なかなか帰ろうとしない会計年度職員の様子を見て、この業務は会計年度職員が行う業務かと、疑問に感じています。

人員不足と労働条件の改善が求められる自治体職員の現状

市民からの相談・問い合わせの対応を直営・ワンストップで行った一関市の対応については、そのことにより、市民にわかりやすく、給付金・補助金等の各担当課との連携も密にできることもあり、個人的には評価しています。

そのうえで、この3年間を通じて感じることは、第一に人員の不足です。

今回の特別定額給付金のような業務を行う部署は通常はなく、各課からの派遣職員や応援職員で業務を行うことは、ある意味当然のことではありますが、現在のように各職場がぎりぎりの人員で業務を行っている状況では、派遣職員や応援職員を送り出すのも躊躇せざるを得ない状況にあることです。今回、確認書の審査・給付金の支払い事務ではもちろんですが、最終盤の未申請の世帯へのフォローという点でも人員が確保できるのであれば、訪問などさらに踏み込んだ対応が可能だったと感じています。未申請の世帯は、単なる申請忘れではなく、申請ができない深い事情を抱えている世帯も少なくないのではないかと思う時に、こうした体制が整えられる自治体の人員確保は絶対に必要なものと痛感しています。

また、申請の審査や口座の登録などは本来、正職員が行わなくてはならない業務で、それを会計年度職員に任せるしかない状況も深刻だと感じています。

第2に、この間の会計年度職員の仕事の状況を見たとき、会計年度職員の勤務・労働条件、特に賃金の低さは深刻と感じています。自治体の人員削減が続いているなかで、会計年度職員の役割、責任は確実に大きくなっており、それであれば会計年度職員が安心して働き続けられるように、その賃金を引き上げるのは当然のことです。

新型コロナウイルス感染症は、現在の2類から5類に移行となりました。それにより給付金や補助金は終了の方向になっていますが、物価高騰の影響も加わり、市民からは個人、事業者を問わず、まだまだ支援を求める相談が寄せられています。こうした声に応えて、何が必要なのか、自治体職員として住民の声に耳を傾け、住民とともに地域経済の回復、市民生活の向上に向けた課題を探っていく自治体労働者、自治体労働組合の役割は一層高まっていると感じます。

（一関市では新型コロナウイルス感染症対策本部を新型コロナ・物価高騰対策本部に移行し、現在も支援班を継続しています）。

証言 37

路線バス運転士の不安と安全運行の課題

市川(いちかわ) 良雄(よしお)
青森県
八戸市営バス労働組合
執行委員長

新型コロナウイルスとバス運転士の不安

私は青森県八戸市で市営バスの路線バスの運転士を2021年までしておりました。2020年1月新型コロナウイルスの時の現場の話をしたいと思います。約3年前のことなので、記憶的にはっきりしないこともありますができる限り正確に伝えたいと思います。

2020年1月新型コロナウイルスと言う病気がテレビや新聞等で報道されました。感染力が強く伝染してしまうと、熱が出て大変苦しいとニュースなどで流れました。これは大変な時勢の中でどうなっていくんだろうと思いました。バスの営業所にいっても新型コロナウイルスの話題で持ちきりです。もし自分たち運転士が1人でも感染したら、どうなるんだ？　と不安な気持ちで乗務していました。それから、間もなく八戸市でも2人、自分の住んでいる階上町に2人感染とニュースで流れました。ついに自分たちの所にも新型コロナウイルスがきたか？　と実感しました。これから職場はどうなるんだろう？　これからバスも平常運行できるのだろか？　といろいろと考えながら、運転士の仲間どうしで話をしました。

最初に驚いたことは、新型コロナウイルスに感染した4人は、友人同士で海外旅行から帰国したそうです。そのうち2人は、自分の住む八戸市の隣町で、八戸駅から階上町の自宅までタクシーで来たそうです。そのタクシー会社は全社で5台ですが、5台とも1日運休して、消毒。乗務員の控え室も消毒して大変だったそうです（タクシー会社の乗務員から聞いた話ですが）。

あとの2人は、八戸駅から路線バスで帰宅したそうです。それは大変だと自分たちは騒ぎましたが、営業所の確認に、どの時間のバスか確認ができないとの返事でした。八戸駅からの路線バスは市営バスと民間バスの2社で運行していますので、難しいのではないかと思いました。しかしこんなことでよいのか？　と納得はしてなかったのは事実です。他人事みたいな感じもありました。

乗務員の感染対策と現実の課題

そんな中で運転士が、新型コロナウイルスに感染しないための対策と、運転士が感染した時はどうするのか？　と組合からも申し出ました。しかし、これといった打開策もなく平常運行の毎日でした。確かに初めてのことなので仕方ないというか？参ったなぁと思うだけでした。それから間もなく、不安に思っていたことが現実になりました。ついに運転士が、3人ほど病気で仕事を休んだのです。配車担当者に休みの理由を聞いたら、わからない？　10日ほど休むとの答えでした。休んでいる運転士（仲の良い運転士）に電話して聞いたら家族が新型コロナウイルスに感染、濃厚接触者だから、「営業所から出勤停止だ」と言われたそうです。「友人の電話もなるべく出ないようとも、コロナに感染したとか、濃厚接触者とも言わないで下さい」と言われたそうです。

そんな中で、感染しないための営業所の対策は、運転士のマスク着用と運転士の後ろの席と1番前の席の使用禁止、運転士の回りをアクリル板で囲んでもらい、利用客にもマスク着用を呼び掛けることを車内放送で徹底することでのりきることが最善の方法だと思うだけでした。本当にこれで良いのかと考えながら乗務したのですが。マスク着用しない利用客がいて、バスの車内のなかで「ゴホ　ゴホ」と咳をする方もありましたが、自分たち乗務員は、何もすることができなかったことが歯がゆいと思っていました。飛行機やタクシーはマスク着用が当たり前なのに、と……。そんな中で数か月が過ぎ、バスの乗務員が新型コロナウイルスに感染して休んでもニュースになることもなく、何事もなく平常運行しているのが不思議でした。

確かに今思えば、バス乗務員が感染したとなれば利用客が不安になるだろうし、公共交通のバスが止まれば大変になることは目に浮かびます。

しかし、その間にも運転士のコロナ感染者が多くなり、休む運転士がたくさんになり、平常運行が難しくなってきました。ニュースでは、病院関係者などいろんな仕事従事者があり、みなで苦労しているなと感じていたのも確かです。自分たちも公共交通のためバスを止めることはできない。そのため営業所全体で、残業・休日出勤でやっていました。

コロナウイルスのワクチンができましたが、感染者が増えたり減ったりの状況の中での運行でした。乗務している時、自分が感染したらどうしよう？ と思っていました。こんな気持ちで、安全運転ができるのか？ 利用客に安全安心に利用してもらえるのか？ バスの利用客が3密状態で感染しないのか？ 1日に500以上のバス停を扱い、コロナになっている人がいるのじゃないのか？ とそんな気持ちで運転していたのが不思議でした。事故もなくよかったと今思えます。

自分は2021年12月31日に退職しましたが、組合の仕事のため職場に行き配車係の人たちと話をした時、コロナ感染が増えて、第何波でか忘れましたが、「そのたびに運転士が何人休んで運転士確保が大変だ」と言っていました。

ある期間に、運転士確保が大変なので、土曜日ダイヤにしてバスの運行をしなければ無理だという時期もありました。ニュースなどもそれを流し、運行したら、利用客から「平常運行にしてください」と要望され、1週間で平常運行に戻ったこともあります。

本当に、この新型コロナウイルスには、約3年間振り回されました。このコロナウイルスには、まだ決定的な予防策、治療薬もなく感染者多くなった場合どうするのか？

人手不足と業界の将来に対する懸念

特にみなさんも、知っていると思いますが、今バスの運転士になる人が少なく、募集しても来ない。若い人たちもいないのが、現状です。こんな時また、第8波、9波、がきたら、どうするのか？　バスだけの問題ではないはずです。

自分は、路線バスでの苦労話ですが、このコロナでの仕事内容での問題点は違うと感じます。いろいろな組合での会議があり、その時学校の先生の問題点、病院の看護師の話などを聞くと、考えられない残業時間、想像をこえる話題など……。本当の新型コロナウイルスの問題はこのままでよいのか？　仕事によって、まだまだ知らないことが多いです。解決策は、まだ見えないような気がしますので、このことは忘れないで今後も話し合うべきでしょう。

証言
38

新型コロナウイルス感染症の拡大で「市役所閉鎖」を経験した大津市労連の取り組み

江口（えぐち） 辰之（たつゆき）
滋賀県
大津市職員労働組合連合会
執行委員長

ある保健所職員の思い「大津市役所で働く全ての人へ」

大津市内では3月5日に初めて新型コロナウイルス感染症の患者が確認されました。3月下旬、保健所の組合員から、「大津市役所で働く全ての人へ」として、組合に次のメッセージが届きました。

「（一部省略）今、市役所は市民の命と健康・暮らしを守るため、全ての部局が一丸となってこの難局に立ち向かう時。

市民の役に立つ所。今こそ市役所の名のとおり、職員の英知を結集し職員一人ひとりの持てる力を全面的に発揮して、市民の命・健康・暮らしを守るために共に頑張ろう。

市民の幸せと自分の幸せを重ね合わせて、私たちが、未来ある子どもたちが、生きていける明日を一緒に切り拓こう」。

当時はまだ新型コロナウイルス感染症のワクチンや治療薬がなく、感染症のこともよくわからず、市民生活の不安が広がっている最中でした。また、大津市保健所は市役所から離れており、職員の多くは保健所の業務や市民生活の苦難もよく見えていませんでした。

そのような時、このメッセージは、市民生活の危機に立ち向かい、最前線で奮闘する職員の決意を示すもので、組合の機関紙「労連ニュース」に掲載したところ、職員から「感動しました」等の感想をいただきました。

2020年4月11日、初めて職員への感染がわかる

２０２０年の春闘要求書で、職員の増員やマスク・消毒液等の資材の確保や、職員のＰＣＲ検査の実施等を要求しました。

市は、4月8日、総務省通知をもとに、３密を避けることのほか、時差や在宅勤務の活用、風邪症状がある場合は出勤を控えること等を職場に通知しました。

そのような中で、11日に初めて職員への感染がわかりました。組合は、13日に「職場における、新型コロナウイルス感染症の大規模な拡大防止についての申入書」で安全衛生委員会での感染拡大防止策の検討等を求めました。また、口頭で、マスク・消毒液の確保、窓口の仕切り・シートの設置等を申し入れました。

同日、市は「事態はさらに深刻な状況にあります」と危機感を込めて、職員にさらなる感染拡大の防止の徹底を呼びかけ、健康観察等も始まりました。14日から市役所の一部の閉鎖が始まり、そのフロアの職員は自宅待機とされました。

市は、業務継続と職員の感染拡大防止に追われました。業務継続計画（ＢＣＰ）の発動で業務の縮小・休止がなされ、テレワークが広がり、自宅待機命令が出されました。

職員はいつ罹患するかわからず、大変不安な状況でした。家族から「出勤しないでほしい」と言われる職員もあり、「このまま業務を続けて大丈夫だろうか」と不安が高まっていきました。

職員の感染は11人まで拡大。前例のない、12日間の「市役所閉鎖」へ

4月17日までに職員への感染が7人に拡大。同日、市は20日から5月6日までの「隔日2交替制勤務」を

通知しました。

20日、組合は「新型コロナウイルス感染症のまん延防止のための申入書」で、究極の業務縮小を行い、出勤者の8割削減を行う決断をするよう求めました。

市役所での感染者は20日夜までに11人に拡大し、21日、市長は、25日から5月6日までの間の市役所の閉鎖を発表しました。閉鎖は、職員の通常勤務がかえって感染拡大を長期化させ、それが市民サービスの低下に大きく影響する、との判断でした。

閉鎖は「行政機能停止」と報道され、市民の苦情、批判もありましたが、支所やコールセンター（民間委託）は通常業務を実施しました。支所業務に必要な戸籍住民課等の職員は出勤し、保健所や市民病院、保育園、水道・ガス等のライフライン業務も継続しました。それ以外の職員もコールセンターからの連絡に対応し、スマホやパソコンを使って必要な協議を行いました。

期間中には新たな感染はなく、閉鎖は5月7日に解除されました。

「大津に支所があって本当によかった」との声を生かし、さらなる支所機能の充実へ

大津市には36の支所があります。前市長時代には２０２０年度から10か所に集約する方針でしたが、「市民の会」の運動や議会の反対もあり、２０２０年1月の選挙で当選した新市長の判断で、現状のまますべてを残すことが決まっていました。

閉鎖期間中は支所が本庁職場に代わって市民対応を行いました。支所の職員には大きな負担がかかりましたが、それでも職員からも「支所があって本当に良かった。統廃合されていれば、もっと市民に迷惑をかけていた」との声が聞かれました。

新規採用の募集人数が2・6倍に

市役所の閉鎖が明けた5月7日、組合は申入書を提出し、職員を新規採用し、保健所や各支所の他、各所

属の業務の遂行には人員増が必要と訴えました。

6月に翌年度に向けた職員募集が明らかになりました。募集は合計146人で、前年度は55人だったものが約2・6倍に増えました。組合は一貫して人員増を要求しています。市当局は「必要な職員は増やす」と回答しており、要求実現に向かっています。

公務災害補償の認定申請を促す

2020年4月の職場でのクラスター発生に伴う感染は「感染経路不明」とされました。また、8月には保健師等への感染もありました。これらは地方公務員災害補償基金の通知のとおり、補償の対象となるはずであり、組合は職員に認定申請を行うよう呼びかけました。市にも周知を徹底するよう申し入れ、12月までに5人の補償が認定されました。

大津市民病院では「職員の努力に報いる」と一時金の据え置きを勝ち取る

大津市民病院で、職員のコロナ関連の特殊勤務手当（感染症患者救護等作業手当）の増額を要求し、2020年3月と5月に続き、6月に4月1日に遡及して改善されました。年末交渉では、「職員皆さんの努力に報いるため」と、期末手当は0・05月引き下げるものの、勤勉手当を同月数引き上げる「一時金据え置き」の回答を勝ち取りました。

老朽化した市役所本庁舎の建替えで職場環境の改善を

5月に、滋賀県と保健所が市役所でのクラスター発生に関する報告書をまとめ、市の感染拡大防止や市役所閉鎖は適切だったと評価されました。しかし、職場の感染リスクについては、不十分な換気等、古くて狭い庁舎の欠点が明らかになりました。

今の本庁舎は1967年竣工で耐震性等が課題です。組合が2020年の年末要求書で「建替えを含む市庁舎整備の計画を始めること」を要求したところ、「『新しい生活様式』の実践を勘案した執務環境の改善も考慮し、……庁舎整備基本構想の策定を進めていきたい」との回答がありました。

組合がすべきこと、できることを追求

２０２１年１月、組合は「新型コロナウイルス感染症の拡大に対応した職場の人員体制の強化についての申入書」を提出しました。

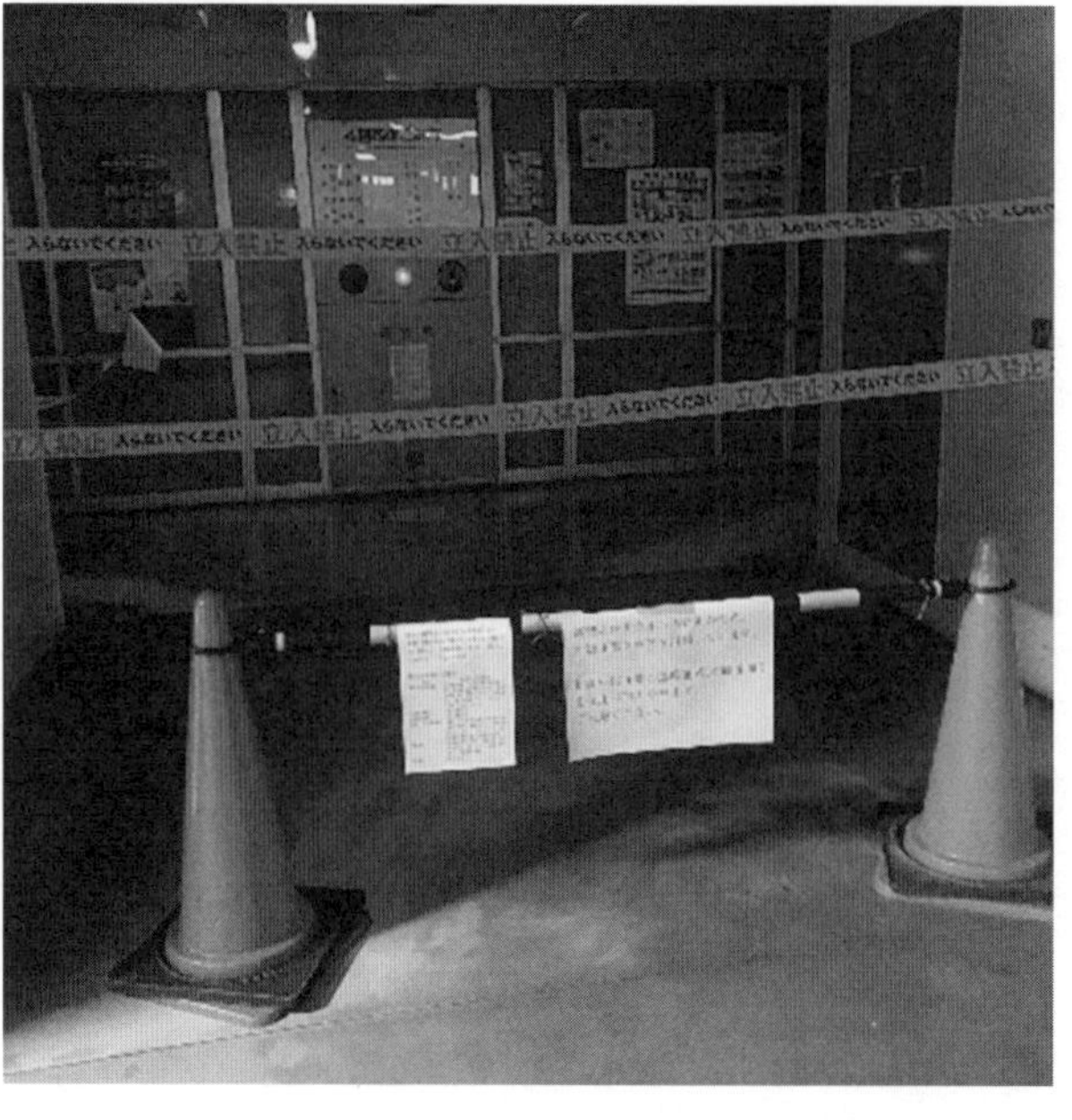

大津市……2020年４月、職員の感染が広がり大津市庁舎が一部閉鎖

コロナ禍でわかったことは、市民が、保健所や市民病院、市役所や支所に求めることは、市民に丁寧に寄り添うような職員の仕事ぶりです。市民の命と健康、暮らしを守る仕事が求められています。

コロナ禍から市民を守る仕事に職員が一丸となって取り組むために、「組合がすべきこと、できることは何か」を改めて考えましたが、やはり、人員を増やし職場を体制強化すること、そのための賃金、勤務条件の改善が必要です。

証言39

なぜ？　無給の自宅待機……撤回までの道のり

兵庫県
三田市学校給食調理員労働組合

それは突然やってきました。2020年全国で猛威を振るい始めた「新型コロナウイルス感染症」が、日本を埋め尽くすのに時間はかからず、2月27日、当時の安倍首相は「全国すべての小中高校と特別支援学校について、3月2日から春休みに入るまで臨時休校する」ように要請しました。それを受け、三田市教育委員会もいち早く休校を宣言し、2月28日の朝のミーティングにおいて学校給食センターで働く非正規47人に対して「明日から仕事は休み」と告げました。無給の自宅待機です。あまりにも突然でなすすべを思いつかず、受け入れるしかない状態でした。

私たちの生活はどうなってしまうのか――組合員の声から

「子どもたちが休校で給食を食べないのだから、自分たちが休みになっても仕方ないこと?」「公務員だから補償はないのかしら?」「日給の私たちはお給料が出なくなる」「この先いつまで?」「生活ができなくなる」などなど、組合員から不安の声が噴き出しました。この時私たちの代表で、三田市学校給食調理員労働組合執行委員長の塚口さんが「組合員が困っている。たちまち生活が成り立たなくなる」と、3月2日、急いで兵庫自治労連の支援員である田中達夫さんに相談しました。兵庫自治労連から自治労連本部に連絡を取り、『出勤することが著しく困難であると認められる場合の休暇の取り扱いについて（通知）』が、人事院から出されていることを知り、兵庫労連（兵庫県労働組合総連合）や全労連（全国労働組合総連合）の「非正規ニュース」などを参考に、早速翌3日には兵庫自治労連として、三田市教育委員会に対して抗議を申し入れ、「無給にすることは労働基準法第26条に違反するだけでなく、あまりにも突然で生活に大きく支障をきたす」「休校は首相の要請で起こったこと。責任のない労働者が収入を失えば家計を直撃し住民サービスも守れない」と、全額支給も含め再検討を強く要請しました。

対応力と団結力

田中達夫さんが人事院通知をもとに、「待機中を有給として全額支給することを求める」と、申し入れた時点では三田市当局に人事院通知が届いていない状態でしたが、情報の提供に驚きながらも「早速検討する」旨の連絡が入りました。

2日後の3月5日には、三田市当局から臨時職員も必要な業務に就けることや有休の特別休暇を設けるなどして、「無給待機」を撤回し「有給」にする旨の報告があり、その後は清掃・衛生管理などの業務に就くことになりました。すでにその時点で自宅待機をしていた4日間についても遡及して支給されることになり、労働組合の素早い対応によって早期に解決ができ、私たちに不利益が生じることがない解決を得られました。

このことは自治労連やメディアによって全国に発信され、同じような自治体の対応で苦しむ非正規職員に勇気を与えたようです。

「これまで仕事のことでも組合活動についても、みんなで何でも話し合って誠実に向き合ってきました。それによって市当局とも良い労使関係が築けています。また、兵庫自治労連が自治労連本部や県の労連、全労連との連携を密にして、当局よりも情報を早く手に入れてくれたことが早期解決につながったと思います。労働組合の大切さを痛感しました」と、塚口委員長は当時を振り返ります。

給食センターが給食を作れない時

休校措置が終わり学校給食が再開されるまでの数か月間はまさに「翼をもぎ取られた鳥」のような状態でした。市内の公立幼稚園は開いていたので少なからず給食の提供はありましたが、二つのセンターを使うほどの食数ではなかったので、正規職員が一か所に集まり作っていました。非正規の調理員は調理の仕事はなく、普段できていない箇所の清掃作業に明け暮れ、4月からは全員がシフトによる分散出勤。むしる草さえなくなるような綺麗な職場環境になりましたが、熱中症との闘いでもありました。自宅待機時は「在宅ワーク」とは認められず無給を余儀なくされました。今思えばこのような状態の時に通常ではできない研修などができればよかったです。

同じ兵庫自治労連仲間の西宮市の非正規職員からは「在宅ワーク」としての勤務が認められ、学齢期の子どもがいる職員は「職務専念義務免除」とされたと聞き、自治体が違えばこうも任用条件が違うのかと、残念に思いました。

会計年度任用職員制度になって

会計年度任用職員制度の移行で、旧嘱託と同様の任用条件になることを見込んでいましたが、実際は旧嘱託と旧臨時という実態は残されたままでした。それでも一時金の新設や休暇制度の一部有給化などの前進は見られました。また、三田市民病院の正規調理員を学校給食に配置換えすることによる「非正規の雇用止め」はしないという回答も得ることができています。

コロナ禍で、これまで頻繁に行えていた役員会やしゃべり場などが開けず、組合員同士の情報交換が薄くなって「会計年度任用職員になってどう?」「ストレスはない?」なども話し合うことができませんでした。

毎年参加していた地域住民との交流のバザーなどが開催されず、募金活動も止まってしまったことが残念でなりません。

私たち、三田市学校給食調理員組合のみんなは、正規との同一労働・同一賃金の壁は厚く、同じ仕事をしながら30分の時短だけでかなりの差がつけられている賃金労働条件ですが、「安全でおいしい給食を子どもたちに」という自治体労働者の誇りに突き動かされています。

今後も全国の仲間の皆さんとともに頑張ります。

証言
40

新型コロナ感染拡大防止対策チーム——会計年度任用職員の業務

坂井（さかい）　郁雄（いくお）
福井県
ふくい公務公共一般労働組合
執行委員長

会計年度任用職員として新型コロナ感染拡大防止対策チームの一員に

2022年5月から8月まで、会計年度任用職員として、福井県庁の新型コロナ感染拡大防止対策チームで、陽性者（軽症者）の宿泊療養施設への入所手配および搬送業務補助に従事しました。

福井県では、新型コロナ感染症対策として重症者の入院、軽症者の宿泊療養施設への入所と自宅療養の方針により、発生時から県庁に対策本部を設置し、6か所の保健所と連携して、陽性者の対応を進めてきました。各保健所では自宅療養の軽症者への電話対応を、管内にある県出先機関から動員し、私が育休代替職員として4月末まで勤務していた「畜産試験場」からも1名の職員が毎週交代で行っていました。

県職員の動員負担を減らすため、県庁にある感染拡大防止対策チームの会計年度任用職員の募集が5月から始まり、私は陽性者（軽症者）の宿泊療養施設への搬送業務補助に応募して、5月下旬から当面3か月、週4日パート勤務することになりました。

どんな業務で働いていたか——感染拡大防止対策チームの役割

感染拡大防止対策チームは、県庁講堂に約60名が常駐し、総務、連絡調整、情報収集、記録など健康福祉部職員が主体となり、本庁の他部局職員も1週間くらいの交代で動員されて補助業務を行っていました。

司令塔となる数名の医師・保健師で構成された交代制の医療スタッフ班は、保健所から届く陽性者の個人調査票を精査し、重症者の入院手配、軽症者の宿泊療養と自宅療養の判断をしていました。県立病院の医師は、これまで数百人の陽性者を診察してきており、発熱は内服により数日間で回復するが合併病を伴う場合は重篤と、病床数をもとに入院先の選定に苦慮し、保健師は、個人調査票の発症状況などから医師と相談のうえ、自宅療養か宿泊療養かを調整していました。

総務担当の健康福祉部職員は、当初は動員の応援職員が帰った後も雑務で帰宅が深夜となり、今でも残業は当たり前、また、保健所からの応援要員は、翌日は15時出勤22時30分終了予定と、毎日変わるシフト制の勤務で疲れると語ってくれました。

私の配属された軽症者を宿泊療養施設（ホテル）へ入所手配する班は、地域医療課の3名と動員の本庁職員1名と私の5名編成、医療スタッフ班から指示された軽症者に、県が借り上げた3つのホテル（約200名収容可能）への入所の日時確認の電話連絡が主な業務でした。

班長が、軽症者の収容ホテルを決め、手分けして電話連絡し、基本的には家族による送迎で可能な到着時間を確認し、入所に関する注意事項を伝え、ホテルにメールする方式でした。

ホテルに行く方法のない人のみ、用意された専用搬送車で自宅からホテルへの搬送を、動員表にある本庁職員の2名一組（運転手と助手）に出動要請する体制でした。

感染拡大防止対策チームは、常駐の健康福祉部職員はシフト制勤務で土日は交代で休み、動員の本庁職員は土日を含む週5日間、会計年度任用職員の私は8時30分から17時まで、火水木日の週4日勤務でした。

土日は閉じる医療機関もあり、陽性者の発生報告も少なく、出勤の人員は半分の状況でした。ただ、土日は動員表で搬送当番になる本庁職員の2名一組が出勤して待機し、搬送の出動も数回ありました。

たまたま日曜出勤の人事課職員は、動員表の作成担当で、動員計画には苦労し、全庁的に業務に影響が及び、終わりの見えない状況を嘆いていました。

さらに1つのホテルでは健康福祉部職員と本庁の動員職員が数名常駐し、協力して陽性者の受け入れや弁当配布、連絡、館内消毒などに対応し、他の2つは新型コロナ感染症で利用客のない観光会社に業務を委託していました。

新型コロナ感染拡大「第7波」で感染拡大防止チームはパンク状態に

5、6月は、陽性者も100～200名程度で、ホテル入所者も50～60名で計画的に入所できるスムーズな体制がとれていました。しかし、7月中旬から1000名を超える爆発的な発生で、感染拡大防止対策チームも多忙となり、医療スタッフ班は重症者対応でパンク状態、保健所で調整した入所希望の個人調査票がそのまま転送されてくることになりました。

満室となった各ホテルの退所予定数に対応した入所予定表を数日分つくり、当日の入所は無理で2～3日待ってもらう連絡が多くなり、個人調査票が山積みとなり整理が追いつかない状況になってきました。幸いにも会計年度任用職員が2名増員され、電話連絡は3名が専任になりましたが、班内の連携がうまく進まず、連絡が集中する時間や空白の生まれることもありました。班長からの会計年度任用職員を手が空かないよう無駄なく使う指示を受け、動員の本庁職員は、次から次へとわれわれへの連絡先手配と、17時の受付終了後も翌日と数日間の計画づくりが連日続いて、負担が重くなり交代時には安どの表情でした。

この状態は8月に入っても続き、会計年度任用職員の3名とも電話連絡の多さと時間に追い立てられる毎日となりました。私は知的障害を持つ二男が感染し、自宅療養の世話をするため下旬に退職しました。

その後も2022年度中は感染者の増減が続き、2023年2月には数十名になり、感染防止拡大対策チームも常駐スタッフと会計年度任用職員のみに縮小されたと聞きました。

会計年度任用職員に頼らざるをえない体制――「働き方はどうだったか評価が必要」

全庁的に職員を動員して総がかりの陽性者対応は、長期にわたると行政に弊害が出はじめ、短期間の会計年度任用職員を採用する方法が、妥当だったかどうか疑問は残ります。

ホテル手配業務だけでなく自宅療養者への電話連絡にも会計年度任用職員を十数名募集し、多くはアルバイト感覚で応募、責任範囲や業務内容の公共性、特に公務員としての行動や守秘義務等の説明が不十分なまま勤務についていました。

もちろん新型コロナ感染症対策になんらかの役に立ちたい思いがある誠実な人ばかりでしたが、処遇と立場が不明確で、指示のままに行動することが求められ、創意工夫を発揮する場面はなかったようです。自宅療養者への電話連絡に応募した看護師は、机上に連絡先の個人調査票がドーンと積まれ、電話にかじりつく毎日で、だんだん機械的な会話になっていく、医療従事者として鈍感になる怖さを感じると漏らしていました。

直接に指示する立場の職員も、会計年度任用職員制度の理解が乏しく、補助的な単純業務をこなしてくれればいいといった姿勢が目立ち、災害発生時の緊急に利用できる要員としての位置づけの扱いだったようです。

人事当局が補助業務の人員を確保することの目的で、会計年度任用職員の形で募集し、感染拡大防止対策チームを補充、効果は一定あったと思われますが、働き方はどうだったか評価が必要です。会計年度任用職員の果たした役割が、収束に向かう一助となれば幸いです。

証言41

生活を守り、賃上げと「みんな平等」を実現したい
――児島競艇場従業員労働組合

金光（かなみつ）　一郎（いちろう）
岡山県
倉敷市職員労働組合
中央執行委員長

労働組合に結集して

「全国的に強まる競艇場従業員に対する攻撃を跳ね返したい」と、上部団体を持たなかった児島競艇場従業員労働組合が自治労連岡山県本部へ加入したのは2003年6月。900人いた職員も、券売機の導入やネット化などで1997年以後は新規採用者がなく、現在の職員数は90人で全員が組合に加入しています。

仕事内容は券売機のお金のセットや回収、払い戻し、ネット対応やパソコン入力などの事務作業、来賓室などの接客、コロナ禍での場内消毒作業など多岐にわたります。また、ガァーコピア（競艇場）の場外発売所に従事する場合は早朝（7時15分～14時45分）、ナイター（13時45分～21時15分）と2交代制になります。

会計年度任用職員は1年ごとの契約更新で、毎年レースの年間開催日数が示され、採用時に決められた日額、仕事に従事した日数、一時金、特別レースでの皆勤手当、早朝・ナイター手当などで報酬が決まります。

給与面においては、採用年度で日額が異なり、最大平均日額7817円と最低平均日額6806円とでは1000円以上の差があります。また再雇用職員は日額5860円、特別手当の種類によっては半額になるなど大きな差があります。みんな同じ仕事をしているのになぜ差をつけるのか、私たちは全体の賃金アップとみんな平等であることを望んでいます。

緊急事態宣言下で「ほぼ無給」、これでは生計がなりたたない

新型コロナウイルス感染症の拡大に伴い、児島ボートレースも2月28日以降無観客での開催となりました。児島競艇場従業員組合は従事員の賃金補償等の対応を求め、２０２０年3月16日に交渉を行いました。

3月中は一部の業務を除き従事員の勤務がなくなっています。臨時的任用で報酬も通勤費も日額支給、このままでは3月が無給となり、4月も自場（倉敷市児島競艇場）でのレース開催予定日（出勤日）がほとんどなく、このままでは2か月間ほぼ無収入となることに全員が大きな危機感を抱いていました。

労基法26条に沿った「休業手当の支給」など回答をさせる

こうした下での交渉で、当局は①2月28日から3月31日までのうち、当初に本場レース開催日及び外向発売所勤務を命じられていた日を休業日とし、休業手当を支給する。休業手当の額は、基本賃金（日額報酬及び職務手当）の60％を支給する。本場レース開催日の勤務を命じられている者には、通常どおり給料を支給する。②3月24日・25日の2日間については、開催業務として出勤（休業手当の対象日でない）を命ずる。両日で清掃・研修などを行い、無観客開催及び外向休館後の円滑な再開の準備を行う等を回答しました。

組合は、当局が財政的な持ち出しになる中で、一定の回答を行ったことを評価し、合意しました。参加した組合役員は、「2か月収入がないと困っていたが、休業補償として6割を出すとの回答が出され、助かった」「自分は出勤業務のある職場であるが、他の人が無収入となっていることを何とかしたいと思っていた。賃金の一定の補償がなされてよかった」と話しています。

コロナ禍で3か月間の休業命令が出された当初は「休業中は無給」と言われ、一時金の有無にもかかわり、組合員の生活がかかった大変厳しい状況でした。しかし、市当局と何度も交渉を重ねた結果、6割の支給を

実現しました。

混乱を教訓に！　一層の処遇改善を求めて

その後、6月4日から観客を入れてのレース開催となり、従事員も勤務開始となりました。6月9日に夏季一時金交渉を行いました。休業期間の扱いが焦点となりましたが、通常の休業期間なら40％支給のところを60％支給とすることで合意しました。

児島競艇場従業員組合は毎年、要求書を提出し倉敷市当局と交渉を行っています。粘り強く交渉を重ね2020年には日額100円の賃上げを獲得しています。再雇用の日額はこれまでに60円の賃上げを実現しています。一つひとつ少しずつ前進を積みあげています。

交渉で訴えてもなかなか思うように要求は実現しません。組合にはいろんな意見が寄せられ組合活動の難しさを感じることもあります。

役員会の中では、「私たちの職場は、年代も価値観も違う面白い仲間が集まっている。みんなで意見交換しながら活動していくことで、やりがいのある働きやすい職場づくりをめざせるのでは。団結して頑張っていきたい」「要求・要望が受け入れてもらえるためにはどうすれば良いかをみんなで考えながら活動していくことで団結でき、結果、働く意欲に繋がれば明るく元気な職場になるかなと思う」「再雇用の人もみんなと同じ仕事をしている。一人ひとりが働き続けるためにはやはり賃金は同じように上がらない」「お正月に出勤すれば再雇用も現役も同じ仕事をするのに再雇用の人の特別手当が半額では良い職場環境にはならない。みんなが平等に賃金も上がれば心も豊かに元気に働くことができる」などの声や意見が発せられます。

これからも「同じ働くなかま、賃金一律化を求める」「粘り強く要求、少しずつでも改善」「やりがいを持って働き続けるために」を合言葉にがんばっていきます。

第Ⅱ部　公共を取りもどす自治労連の取り組みと課題

I

住民と職員のいのちを守る自治労連の取り組み

1　住民と職員のいのち・健康・くらしを守りきるために
――公共を取りもどす国民共同を

日本自治体労働組合総連合
副中央執行委員長　小山　国治

現場の実態と声を自治体・政府に届けながら走り続けた3年半

(1) 未知の感染症、情報不足の中で懸命に対応

新型コロナウイルスの感染率はどれくらいなのか。致死率は高いのか。十分な情報もなく、不安が高まるもとで、現場での対応が始まりました。

2020年1月29日には、武漢市からのチャーター機による帰国が開始。2月5日にはクルーズ船「ダイヤモンド・プリンセス号」における集団感染が判明。2月27日には安倍首相（当時）が学校一斉休校を要請。いずれの対応も、政府や自治体のトップダウンによるもので、職員は報道で知ることになりました。具体案が乏しいもとで、自治体の職員は対応することを迫られました。

武漢市からのチャーター機の感染者、クルーズ船の感染者を受け入れる自治体病院。感染者対応、検査を希望する住民への対応、住民からの相談に応じる保健所・公衆衛生などの部署。突然の一斉休校に対応する学童保育職場。ありとあらゆる部署の職員が懸命に対応しました。

（2）「住民のいのちとくらしを守りきる」、「職員のいのちと健康を守る」を車の両輪で

人も不足。予算も不足。トップダウンで指示される業務のあり方は、職員の健康を度外視した持続不可能な内容さえありました。こうしたもとで、労働組合の役割が重要でした。各自治体の労働組合は、「住民のための仕事をする立場」と「職員のいのちと健康を守る立場」を「車の両輪」にしながら、自治体当局に素早く改善点や要望を示し、その対応を迫りました。

日本自治体労働組合総連合（略称：自治労連）は、結成時から「地域住民の繁栄なくして、自治体労働者の幸せはない」をモットーに運動をすすめてきました。自治労連加盟の各自治体の労働組合がこの立場で運動をすすめてきたことが、コロナ対応で大きな力を発揮したといえます。そして、各自治体の声を都道府県に届けて実行を求める地方組織、政府に実行を求める自治労連本部が現場の声と運動を共有してきたことが大きな運動へと広がりました。

自治労連本部は、組織内で全国の状況を共有するために「新型コロナウイルス対策ニュース」を79回発行。全国の職場の状況と労働条件を守るための県組織・各自治体の労働組合の取り組み、当局への要請・回答を伝えてきました。このニュースが、一つの自治体が実施した前進面を他の自治体にも実施させる力を発揮することにもなりました。

（3）2020年2月25日以降、国に抜本的対策を求める要請を強める

2月25日、自治労連本部は、厚生労働省に緊急要請を実施。感染症対策の抜本的強化を求めました。この時の要請事項は、①情報の公開、②検疫体制の確立、③治療方法の確立、感染症病床の確保と治療体制の確保、⑤職員の安全・健康確保、⑥医療従事者等の増員、⑦予算の確保、です。

これ以後、3年半にわたって、医療、保健所、介護、保育・学童保育などの課題ごとに厚生労働省に何度も要請していますが、国の対策はいまだに充分ではありません。

（4）突然の全校一斉休校要請に対して自治体の労働組合・地方組織・全国組織が要請行動

安倍首相（当時）は、2月27日に、「3月2日から小中高、支援学校に臨時休校を要請する」と突如表明しました。木曜日に発表して、月曜日から実施と、準備期間さえありませんでした。さらに、子どもたちへの感染を防ぐと言いながら、密着度の高い保育所や学童保育施設を対象外にしました。

地方自治体や保護者、学校現場は混乱し、自治体によって対応が分かれる事態になりました。無責任な自治体任せの一方的方針に批判の声があがりました。

自治労連は、3月2日に総務省に地方自治の役割の尊重や必要な人員・予算の確保を求める要請をしました。全国の地方組織・各自治体の労働組合でも、当局への要請が集中的に取り組まれました。

3月5日には、自治労連学童保育連絡会が厚生労働省に「臨時休校中の学童保育開所に関する緊急要請」を実施。「日常的に人員が不足しているもとで、さらに深刻な状況になっている」「マスクが入手できず、ノーマスクの子どももいる」「開所に対して補助するという額は最低賃金額にも届かない額だ」など、抜本的な改善を要請しました。

混乱を極めた突然の一斉休校に対して、政府総括はされないままになっています。

（5）4月7日からの「緊急事態宣言」を受けてメッセージを発信

4月7日、政府が「緊急事態宣言」を発令。指定された都府県では、外出の自粛、営業の自粛が要請されました。自治労連は、困難に直面している住民と懸命に働いている自治体・公務公共関係労働者を励ますために以下のメッセージを発信しました。

住民の皆さんとともに、いのちとくらしを守るため全力を尽くします

住民の皆さん

今、世界中で新型コロナウイルスの感染により、いのちと健康が脅かされ、日本でも予断を許さない状況が続いています。

私たちは、「いのちとくらしを守る」ことが何よりも大事だと考えています。

新型コロナウイルスの感染拡大を抑え、早期に終息することを心から願うものです。

そして、不足する医療提供や検査など、「いのちを守る」体制の充実が求められています。

今、医療現場では、マスクや防護服も足りない状況で感染リスクを感じながらも、急増する患者を受け入れ、必死でいのちを守ろうと奮闘しています。保健所では、住民の方からの相談に応え、感染を広げないために、昼夜を分かたず対応しています。

また、くらしを支えるため、保育所や学童保育所、福祉や様々な窓口職場・現場をはじめとした自治体公務公共職場は一丸となって頑張っています。

安倍首相や首長が「緊急事態」を宣言し、外出などの自粛を求めていますが、病院などへの支援は極めて不十分です。そもそも、病院では医師も看護師も減らされ、保健所も１９９０年の８５０ヶ所から４７２ヶ所に減らされてきました。

「宣言」とあわせて示された１０８兆円の「緊急経済対策」は、中小企業、自営業者、労働者、フリーランスなどが安心して自粛要請に応えられる内容ではなく、「これでは生活できない」「くらしや営業を守って」と国や地方自治体に補償を求める切実な声が広がっています。自己責任ばかりを住民に求めるのではなく、政治の責任でくらしを守る補償を一体で行うべきです。

私たちは、憲法に基づき、誰もが不安なく感染拡大防止に協力できる生活・雇用・営業の補償、医療や検査提供体制を最優先で整備するよう国や自治体に求めています。

住民の皆さん、力を合わせ、いのちと健康を守り、安全・安心してくらせる社会にしましょう。私たちも全力で頑張ります。

２０２０年4月15日

日本自治体労働組合総連合（自治労連）中央執行委員長　桜井　眞吾

（6）政府に防護具などを調達させた、涙と怒りの厚生労働省要請

3月には、全国の病院や保健所・公衆衛生など自治体のあらゆる部署で、非常に切迫した状況に追い込まれていました。医療現場ではマスクも防護服も消毒液も不足。病院によっては、医療用マスクは1週間に1枚、防護服の代わりにエプロンのようなものを巻いて感染者対応を余儀なくされる病院もありました。しかし、国の対応は現場の実態にまったく追いついていませんでした。

厚生労働省に、現場の実態を聞いて、ただちに対処するために要請を受けるようにと連絡しました。しかし、厚生労働省は、要請書を受け取ってから2週間後しか直接会わないという「2週間ルール」なるものを持ち出し、頑なに面会を拒否しました。加えて、同じ要請は3か月受け付けない「3か月ルール」なるものを持ち出しました。何度か折衝を繰り返し、結局4月1日に要請書を送付しました。厚労省が要請に応え対面したのは、4月15日になりました。

自治労連は、「現場はすでに限界を超えている。一分一秒も早い対応を求める。待ったなしの状況になっている」と涙をこらえながら訴えました。しかし、厚生労働省は、「努めてまいりたい」の回答に終始。4

月1日に要請書を届けているにもかかわらず、いまだに「努めてまいりたい」との回答は何事かと、怒りこめて実施を迫りました。

厚生労働省は、4月20日に再回答してきました。防護服とフェイスシールドなどを調達したので、順次届けると回答しました。各自治体の労働組合から厚生労働省へ現場の実態を訴えた要請FAXを集中したことなども行き詰まった局面を動かしました。

諸団体や政党との懇談・要請など、世論を広げる取り組み

(1) 看護協会や全国知事会などとの懇談

自治労連は、毎年、看護協会、自治体病院協議会、全国知事会、全国市長会、全国町村会などとの懇談をすすめています。2020年2月以降は、コロナ対応に対する懇談が大きなウエイトをもつようになりました。

看護協会との懇談では、自治体病院の現状を伝え、ともに声をあげていこうと話し合いました。看護協会会長は、「どう発信するか本気で考える。労働組合はがんばってほしい」と自治労連にエールを送ってくれました。

全国知事会、市長会、町村会では、自治労連の要望は、「我々の要望とほぼすべて一致する」と述べ、今後も一致して国に要望していくことを確認しました。

(2) 政策提言を持って政党と懇談し、記者会見へ

自治労連は、4月の感染拡大期の実態調査を行い、「政策提言（案）」を作成しました。「住民のいのちとくらしを守りきるための政策提言（案）」です。2020年10月12日に「保健所・公衆衛生版」、2020年11月30日に「自治体病院版」、2021年3月1日に「雇用・福祉版」の記者会見を行いました。

「保健所・公衆衛生版」の記者会見の前には、政党と意見交換し、「政策提言（案）」の実行を要請しました。立憲民主党の小川淳也国会議員事務所では、「いつかパンデミックが起こるという指摘があったにもかかわらず、保健所を増やさなかっただけでなく、減らしたというのは大きな問題だ。共有したい」。日本共産党の国会議員は、「保健所の体制強化については正規・直営での増員を総務省に対して訴えている。国会でも追求したい」と応えました。

「保健所・公衆衛生版」の記者会見には、新聞記者・テレビ局の18人が参加し、熱心な質疑応答が行われました。ＮＨＫは10月12日17時・21時、翌13日朝6時と3回放映。読売新聞は13日朝刊に掲載し、朝日新聞はデジタル配信しました。これ以後、約2年間で10回を超えて、実態の告発と改善を求める記者会見を行ってきました。２０２２年2月28日の記者会見では「救える命が救えない事態になっている。これまでの教訓を活かしきれなかった政治の責任は重大だ」と政府を告発。「共同通信」「朝日新聞」「毎日新聞」や地方紙など30紙以上に掲載されました。

２０２０年10月12日の記者会見以降、新聞記者等から現場の人を紹介してほしいとの要望が多く、頻繁に連絡を取り合うようになりました。現場の取材結果が、全国版や地方版に掲載されるようになりました。

住民の願いと職員の思いがひとつになったことが世論を動かした

(1)「いのち署名」に、110万筆の署名と100人超える賛同議員

労働組合だけでなく、全国の諸団体と共同して、医療・保健所・福祉の拡充を求める「いのち署名」「新いのち署名」に取り組みました。2年間に集まった署名は１１０万筆を超え、２０２１年、２０２２年の各国会に１００人を超える国会議員の賛同を得て、請願署名を提出しました。職場や地域で取り組んだ運動が世論を大きく動かす力になりました。

自治労連は、この「いのち署名」のハガキ版を独自に作成し、「私のひとこと」欄をつくりました。多くの住民がこのコメント欄に自分の思いを書き込んでくれました。

(2) 住民の願いと職員の思いが一致していることを実感したハガキのコメント

コメントにはいくつかの特徴がありました。「コロナ禍の下、国民のいのちを守ってくれている医療労働者には、心から感謝の言葉を送りたいと思います」「コロナ禍の中、命がけで医療・介護に携わってくださっている方々に感謝しかありません」など、医療従事者や保健師、福祉に従事する人への感謝の言葉がたくさんありました。

次に、日本の医療や保健所・公衆衛生の脆弱性をコロナで知ったという声が多いことです。「日本の医療体制は欧米に対して充実していると報道されているが、こんなに医師・看護師が少ないとは知らなかった」、「コロナで日本の医療政策の貧困さを目の当たりにしました」、「こんなに日本の医療が軟弱だと言うことを知りませんでした。安心しきっていた自分が恥ずかしいです」、「保健所の大切さがよくわかりました。統合や数をへらしたらこんなコロナのような感染症が広がってきた時、対応できないことになってしまった」など、率直な言葉が書き込まれていました。

そして、自分がコロナに感染した時に、保健所にもアクセスできず、医療を受けることもできなくなることへの不安を感じていることがわかりました。「コロナウイルスにおびえています。一時も早い終息を願っています。請願項目の全てに賛成です」、「私たちのいのちと健康をまもるために、公立・公的病院、保健所、医師や看護師を拡充してください」などです。3年半の現実は、政府が重傷者以外は自宅療養だと言うなど、まったくコロナに対応できない医療体制になっていることです。

そして、ほとんどの人が病院と医療従事者、保健所と保健師などを増やして欲しいという声をあげています。「私の家の前が保健所です。この1年ほとんど夜中でも電気が消えていたことはありません。相当な労働だと思います。請願内容はもっともだと思います」「命を守る人が疲弊してしまうなどあってはならないことです。私たちの命を守る方々が安心して仕事ができる体制をつくってください」などの言葉がありました。

(3) 2021年度、2022年度、2023年度の保健所の増員につなげる

保健所では、かつてない過酷な働き方が強いられるなかでも、住民のいのちと健康を守るために必死で働いていました。「死ぬか辞めるか」を迫られるほどの長時間労働に辞職する保健師も出ました。国民の声、職場の声、全国的な運動の結果、感染症対策に従事する保健師は、2021年度に450名、2022年に450名、2023年度に450名増員する予算が措置され、それ以外の保健師や公衆衛生の職員がそれぞれ150名増員されました。しかし、全国の保健所は470カ所ですから、〝焼け石に水〟でしかありません。

また、医療の病床は削減されており、国民の願いに逆行しています。

公共を取りもどすために

コロナで明らかになったことは、住民の言葉が示しています。「今回のコロナ感染によって日本の医療がいかに削減され疲弊させられているのかが手に取るようにわかりました。政府が医療に財政的に投入しないことで逼迫(ひっぱく)させています」、「保健所の大切さがよくわかりました。統合や数をへらしたらこんなコロナのような感染症が広がってきた時、対応できないことになってしまった」。まさに、公務公共の体制が、住民のいのちと健康を守る役割さえ果たせなくなっていることを住民自身が感じ取っているのです。

公務員は減らせば減らすほどよい、なんでも民営化すればよい、と大合唱されたときもありました。効率的な運営は必要です。しかし、公務公共の役割が果たせなければ、住民のいのち・健康・くらしを守る本来

の役割は果たせません。そして、日常業務をするだけで長時間過密労働が常態化している状況が、こんな事態を引き起こしているのではないでしょうか。

人権保障のための公共サービスは、憲法を根拠に戦後発展してきました。それが新自由主義の名のもとに、社会保障と公務公共の削減が一体にすすめられてきました。主権者である国民の意思ではなく、政治の力学によってすすめられてきました。公務公共が住民のための役割を果たすための税金の使い方も問われています。

一人ひとりのいのちとくらしが最優先される社会を実現するために、「公共を国民・住民の手に取りもどす」ことが求められています。本書を読まれた読者のみなさんと一緒にすすめられれば幸いです。

関連資料は下記QRコードでご覧ください。

2　未知の感染症への不安、それでも住民のいのちとくらしを守るために

日本自治体労働組合総連合
中央執行委員　佐賀　達也

はじめに

2023年5月5日、世界保健機関（WHO）のテドロス事務局長は、3年以上にわたった新型コロナウイルス感染症（以下、「新型コロナ」とします）を巡る緊急事態宣言を終了すると発表しました。国内においても、2023年5月8日から新型コロナの感染症法上の分類が季節性インフルエンザと同類の5類に引き下げられました。しかし、これらは人間の側が認識やルールを変えたに過ぎず、ウイルスの進化はこれからもやむことはありません。新たな変異株や感染症への備えを万全にしていくことが、この3年間で私たちが得た尊い教訓ではないでしょうか。

その教訓のひとつとして、住民と職員のいのち・健康・くらしを守るための地域医療や公衆衛生など、公共の体制が、1990年代以降の新自由主義政策によって、脆弱なものにされてきたことを国民的な課題として浮き彫りにしたことが挙げられます。

2020年2月から本格化した新型コロナへの対応では、業務に従事する職員にとって最優先されるべき労働安全衛生法や労働基準法等に基づく労働者保護の徹底などが、人事院規則やそれぞれの自治体の条例・

規則ではフォローしきれず、十分な情報や保護具も提供されないまま、過酷な現場で不安を抱えながら対応を強いられるケースの報告が当初から相次ぎました。

不十分だった地方自治体におけるＢＣＰ（事業継続計画）も相まって、家庭生活などを含む自治体労働者としての権利、安全配慮がなされた職場環境の整備、著しく危険かつ過酷な状況での勤務に係る労働条件の整備など、すべてが後手後手の対応とならざるを得ない状況を生み出してしまいました。

この報告では、そのような状況のなかでも、日本自治体労働組合総連合（以下、「自治労連」とします）が現場から寄せられた情報や緊急実態調査のデータなどを基に、自治労連弁護団などの協力も仰ぎながら繰り返しとりくんだ、関係府省に対する緊急要請や報道機関に対する記者発表。そして、報道や国会での質疑などを通して、幾度となく発出された関係府省からの通知など、この３年間で得られた特徴ある教訓などを紹介します。

長期化した「臨時」の対応、労基法の「時間外上限規制」にも守られなかった自治体労働者

(1) 圧倒的な人員不足、「死ぬか辞めるか」と追い詰められた保健師の叫び

自治労連は２０２１年の春、感染拡大第５波期における、都道府県・政令指定都市での「過労死ラインを超える働き方」の実態調査にとりくみ、３月７日にその調査結果を記者発表しました。保健所職員等の「過労死ライン」を大幅に超える時間外労働（最高で２９８時間／月）の衝撃的な実態に、マスコミからの取材も相次ぎ、反響は報道ベースだけに留まらず、国会の審議の中でも繰り返しとりあげられました。

【参考】「『過労死ライン』を超える働き方の実態調査」労働実態の特徴（会見資料より）
①　回答があったすべての自治体で「過労死ライン」を超える時間外労働が確認された。民間では法改正により罰則付きの「上限時間」が規定されたが、自治体では「労働基準法33条1項及び3項」を理由に、青天井の時間外労働命令が行われている。
②　一か月で最高２９８時間もの時間外労働が確認された。一か月の所定労働時間は概ね１５５時間、約3人分の働きを強いられたことになる。また、２９８時間の時間外労働時間とは、一日15時間以上の労働を30日間連続で続けること。要するに、休みもプライベートも皆無ということ。
③　保健所やワクチン担当部署では、所属する職員の一か月平均時間外労働が１２８時間に達していた職場や、7月から9月の3カ月平均値で、一人あたりの平均時間外労働時間が１００時間に達していた職場さえ見られた。まさに、いつどこで誰に「過労死」が発生してもおかしくない実態がある。

（2）住民のいのちとくらしを守るために「職員のいのちと健康を守る」運動を推進

長期化する新型コロナ危機のもと、２０２１年6月に開催した「第24回労働安全衛生・職業病全国交流集会」では、保健所等における長時間過重労働の実態等について考えると題したトークセッションを行いました。その際、長時間労働で苦しんだ末、「死ぬか辞めるか」と悩み、退職を選択された保健師の方を慮り、京都市職労の大野由晴書記長（当時）は悔し涙を流されました。その姿を見た過労死を考える家族の会代表の寺西笑子さんは、「(働くものにとって）いのちより大切な仕事などない」と強く、労働組合の役割と労働安全衛生の基本を訴えられました。また、２０２２年2月23日に開催した自治労連「いのちとくらしを守る全国交流集会」でも、ジャーナリストの藤田和恵さんが、過労死ラインを超えても働かされている実態について、「決して美談で終わらせてはならない」と指摘されました。

その後、２０２２年11月5日の「自治体から『過労死ライン』を超える働き方をなくそう！～労基法33条を考える～全国交流集会」で、「自治体に働く職員のいのちと健康を守るための政策提言（案）」を公表しました。

(3) 自治労連の要請に応え、総務省も重ねて通知を発出

自治労連の発信によるマスコミからの指摘や国会での追及を受け、総務省も「地方公共団体における時間外勤務の上限規制及び健康確保措置の実効的な運用等について（通知）」（２０２２年1月14日付け）や「地方公共団体における時間外勤務の上限規制及び健康確保措置を実効的に運用するための取組の推進について（通知）」（２０２２年12月26日付け）、「『令和3年度地方公共団体の勤務条件等に関する調査』の結果等を踏まえた地方公共団体における勤務環境の整備・改善等について（通知）」（２０２２年12月26日付け）など、客観的な労働時間把握の徹底や有給休暇の年5日取得が実現できていない事実に関する言及など、地方自治体に具体的な対応を要請する通知を発出しました。

また、令和5年度地方財政対策に「こども・子育て支援の強化」「保健所等の恒常的な人員体制強化」が盛り込まれるなど、不十分な水準とは言え、運動の成果も現れ始めています。

臨機の対応に適さない公務員制度、誰も置きざりにさせないために

(1) 臨時休校に登園自粛…その時、現場では

２０２０年2月27日、安倍首相（当時）は学校の臨時休校を要請し、同日、総務省は地方自治体に対し、「職員の柔軟な勤務体制の確保」を通知しました。

地方自治体では、4月1日からの「会計年度任用職員制度」の運用開始と合わせ、非常勤職員（当時）と呼ばれる職員が、新型コロナに係る制度の網から抜け落ちてしまう懸念が高まりました。自治労連では総務省に対し、3月2日、3月26日、5月12日と相次ぎ緊急要請にとりくみ、すべての職員に対する特別休暇等の整備、特殊勤務手当の増額、妊娠中の女性職員に対する特別な措置の実施、確実な超過勤務手当の支給、BCP（事業継続計画）の的確な運用などを要請しました。

（2）感染の疑いの際の自宅待機等についても「特別休暇」の対象に

人事院は3月27日、新型コロナウイルス感染症の拡大防止における職員の休暇の取扱いについて、一部改正を行いました。従来の取扱では保健所等の要請に基づき自宅待機する場合や検査の結果感染が確認され入院・療養が必要な場合の取扱が不明確であったため、有給の特別休暇（交通遮断等やむを得ない場合）が取得できることを明確にしたものです。これを受け、総務省は同日、「『新型コロナウイルス感染症拡大防止において出勤することが著しく困難であると認められる場合の休暇の取扱いについて』の一部改正について」の通知を発出しました。

この通知では、人事院規則が改正されたことについて通知するとともに、改めて「国家公務員と同様に、常勤・非常勤を問わず『有給』の特別休暇とするとともに、休暇の取得についても格段の御配慮をいただきたいこと」とし、概ね自治労連の主張が反映されたものとさせました。

（3）心身ともに大きな負担をもたらす新型コロナ業務への特殊勤務手当を実現

総務省は、4月21日に「新型コロナウイルス感染症により生じた事態に対処するための防疫等作業手当の特例の運用及び業務体制の確保について」を地方自治体に通知し、関連業務に従事した際の特殊勤務手当の増額と、地域の実情に応じて、非常勤職員を含む全庁的な職員の業務内容の変更を行うなど、新型コロナウイルス感染症対策を踏まえた組織全体としての業務体制の確保・事業継続に改めて万全を期すよう周知を行いました。どちらも、現場からの要請に応えるものでしたが、不十分な地方自治体の体制そのものの改善に言及するものでありませんでした。

(4) 新型コロナワクチンの優先接種、想定以上に発生した強い副反応

２０２1年3月中旬から全国の自治体病院等での医療従者等に対する優先接種がすすめられました。４月に入り、2回目接種を終えた医療現場から、「2回目接種の翌日、発熱や倦怠感、頭痛、吐き気等の症状で休んだ職員は、年次休暇対応でといわれた」、「接種後、発疹の症状が出た職員から『(病院から) 点滴費用が請求された』との相談が組合に寄せられている」、「二回目接種後にアナフィラキシーショックで入院治療を余儀なくされた会計年度任用職員（短時間）の方が無給の病気休暇対応とされている」など、看過できない副反応や病院当局の対応の報告が、相次いで現場から寄せられました。自治労連では、直ちに5月12日に総務省への緊急要請を実施し、優先接種に同意した職員に対するワクチン接種に関わる勤務の取扱いを明確にし、副反応などに係る十分な情報提供などを行うよう働きかけました。

(5) 副反応を含め特別休暇等での対応を認めさせる

総務省は5月12日、「新型コロナワクチン接種に伴う副反応が生じた場合の休暇の取扱いについて」を地方自治体等へ通知しました。その中で、「新型コロナワクチン接種に伴う副反応かどうかにかかわらず、職員に発熱等の風邪症状が見られる場合で、『勤務しないことがやむを得ない』と認められる場合には、別紙の一般職の国家公務員の取扱いを踏まえて、各地方公共団体においても常勤職員・非常勤職員を問わず、有

給の特別休暇とするとともに、職員の休暇の取得についても格段のご配慮をいただきたいこと。」とあらためて周知しました。自治労連では、この通知以降、病院当局等に対する優先接種に同意した職員の接種を「業務行為に該当」させる取り組みを呼びかけ、ワクチン接種に関わる副反応出現時の勤務の取扱いと合わせ、全国各地でワクチン接種に関する自治体及び病院当局に対する要請の取り組みがすすみました。

「労働者保護の立場」での新型コロナ労災（公務災害）の取り扱いを実現

(1) 新型コロナ（未知のウイルス）への感染を職員の自己責任にさせてはならない

２０２０年3月下旬、新型コロナ病棟勤務の看護師が感染したケースで、病院当局が職員個人に感染の責任を転嫁しようとする動きがみられました。自治労連では使用者責任を明確にさせ、確実に公務災害（労働災害）を認定させるために留意するポイントについて、自治労連公務災害担当弁護団に法的助言を求め、以下の3点を念頭に置くようアドバイスを受けました。

> ①　労働組合としての原則的な「早く認定せよ」「当局責任を果たせ」という要求と合わせ、新型コロナウイルスへの対応する業務、それ自体の危険性が非常に高いことを踏まえて「原則として認めよ」という、立証責任の転換を求めていくべきではないか。
>
> ②　立証する根拠（感染源の特定）が、見えざる未知のウイルスであることから、疫学的な判断とならざるをえず、「立証責任の転換」の考え方がなじむ領域ではないかと考えられる。その際の参考となるのが、「横浜市鈴木保母事件最高裁判決」であろう。
>
> ③　公務災害であることを「原則として認める」という合意をしてこそ、万全の体制で医療スタッフも業務に当たることができるということを当局も理解するように求めていくべきだろう。

（2）第二のアスベスト労災にさせないためにも

自治労連では、4月15日に厚生労働省に対し、「病院・救急・公衆衛生機関等において、新型コロナウイルスに感染の恐れがある業務に従事した職員が感染した場合、速やかに公務災害（労働災害）の申請手続き及び認定がすすめられるよう、地方公共団体及び病院管理者、関係機関に働きかけること。（感染経路の特定や調査の時間を費やすのでなく労働者保護の観点を優先すること）」を緊急に要請しました。

そして、4月28日に厚生労働省は、ア）医師、看護師、介護従事者等が新型コロナウイルスに感染した場合には、業務外で感染したことが明らかである場合を除き、原則として労災保険給付の対象となる。イ）医療従事者以外でも、感染経路が判明しない場合であっても、労働基準監督署において、個別の事案ごとに調査し、労災保険給付の対象となるか否かを判断することなどを付し、自治労連の要請にほぼ応える内容で「新型コロナウイルス感染症の労災補償における取扱いについて」として新型コロナ労災補償の取り扱い基準を通知・周知し、5月1日には地方公務員災害補償基金も同様の取扱いを行う旨を付した通知を発出しました。

これら通知により、症状がなくとも感染を拡大させるリスク（無症状感染）があるという新型コロナ感染症の特性を考慮し、調査により感染経路が特定されなくとも、業務により感染した蓋然性が高く、業務に起因したものと認められる場合には、これに該当するものとして、労災（公務災害）補償の対象とすることを認めさせたことは、自治体職員のいのちと権利を守る運動をすすめるうえで非常に大きな成果となりました。

その後、いわゆる後遺症（り患後症状）についても、労災（・公務災害）補償の対象とさせる通知が厚労省から示されました。新型コロナ後遺障害の知見が定まらないもと、5類に移行後も、確実な補償がなされるような取り組みの継続が求められています。

これまでの3年を振り返り、これからを考える

（1）一定の割合で生じるとされる「り患後症状」と「後遺障害」への備え

コロナ公務災害補償の取り扱いなど、貴重な成果を得たものの自治体労働者のコロナ公務災害申請は極めて低位のままの状況が続いています。とりわけ深刻なのは、数万人規模の職員が業務上で被災（感染）し、その内、少なくない被災（感染した）職員がり患後症状で苦しんでいるはずの保育士の状況です。公務災害補償には、時効期限が設けられています。新型コロナの知見が定まるまでの期間を念頭に置いた対応と、適切な制度の周知などを求めていかなくてはなりません。

（2）例え、5類に移行しても

いくら人間の側が認識やルールを変えたとしても、ウイルスの進化はこれからもやむことはありません。新たな変異株や感染症への備えを万全にしていくことが、この3年間で私たちが得た尊い教訓です。決して、季節性インフルエンザになった訳ではないことを踏まえた措置の継続が肝要となります。また、住民のみなさんにも、地域医療体制や公衆衛生体制の重要性など、地方自治体が住民のいのちとくらしを守る役割を担っていることを知ってもらう取り組みが重要となります。

（3）これからに備え、誰もが安心してくらし続けられる地域と職場をめざします

総務省の調査でも、コロナ前と比較して、都道府県・指定都市・市区町村すべての区分で、時間外労働も、メンタルヘルスによる休職者も急増し、職員のいのちと健康の危機がデータからも浮き彫りとなりました。２０２２年度においても１１００を超える地方自治体で、２割以上の職員が「年次有給休暇の年５日間取得」すら達成できない状況が放置されています。これでは、住民と職員のいのち・健康・くらしを守るため

の非常時の対応など適うはずもありません。

近年、新型コロナ対応だけでなく、災害対応や鳥獣防疫対応など、業務量の増加傾向は続いています。結論は二つ、過労死ラインを超える働き方をなくすためには、地方自治体の体制拡充と「労基法33条の改正＝例外のない時間外労働の上限規制」が必要という事実です。

自治労連は、これからも起こり得る事態に備え、住民も、職員も、安心してくらし続けられる地域をつくるため、地方自治体の体制拡充に係る更なる財政措置と、非常時だから仕方ないではなく、非常時だからこそすべてのいのちと健康が大切にされるよう、「自治体に働く職員のいのちと健康を守るための政策提言（案）」の実現に向けた取り組みを続けます。

関連資料は下記QRコードでご覧ください。

3 「大阪府の保健師、保健所職員を増やしてキャンペーン」の取り組み

大阪府関係職員労働組合執行委員長　小松　康則

以前より保健所で働く仲間からは「健康課題は増え、地域のニーズは高まっているのに人が減らされて十分に対応できない」などの声が多く寄せられていました。

そんな中でコロナ禍となり、このままでは「救える命も救えなくなる」「もう限界、これ以上はがんばれない」そんな声がたくさん寄せられるようになりました。

また一方で、この間の公務員削減や公務員バッシングの大きな流れの中で「公務員だから仕方がない」「ガマンするしかないのか」そんなあきらめや絶望もありました。労働組合として何ができるのか、大阪府に対し要望を出したり、交渉で意見を伝えたりすることはできますが、それだけで事態が好転するとは考えられませんでした。

毎日のように保健師や保健所職員の悲痛な声を聞く中で「何かしなければ」という思いに突き動かされ、連絡を取り合っていた保健師、保健所で働くケースワーカーと青年部役員の4人でコアチームを立ち上げ、その後、青年の保健師にも呼びかけ5人のコアチームが誕生しました。この5人のコアチームと各保健所にいる組合員や役員と連携しながらキャンペーンを進めました。

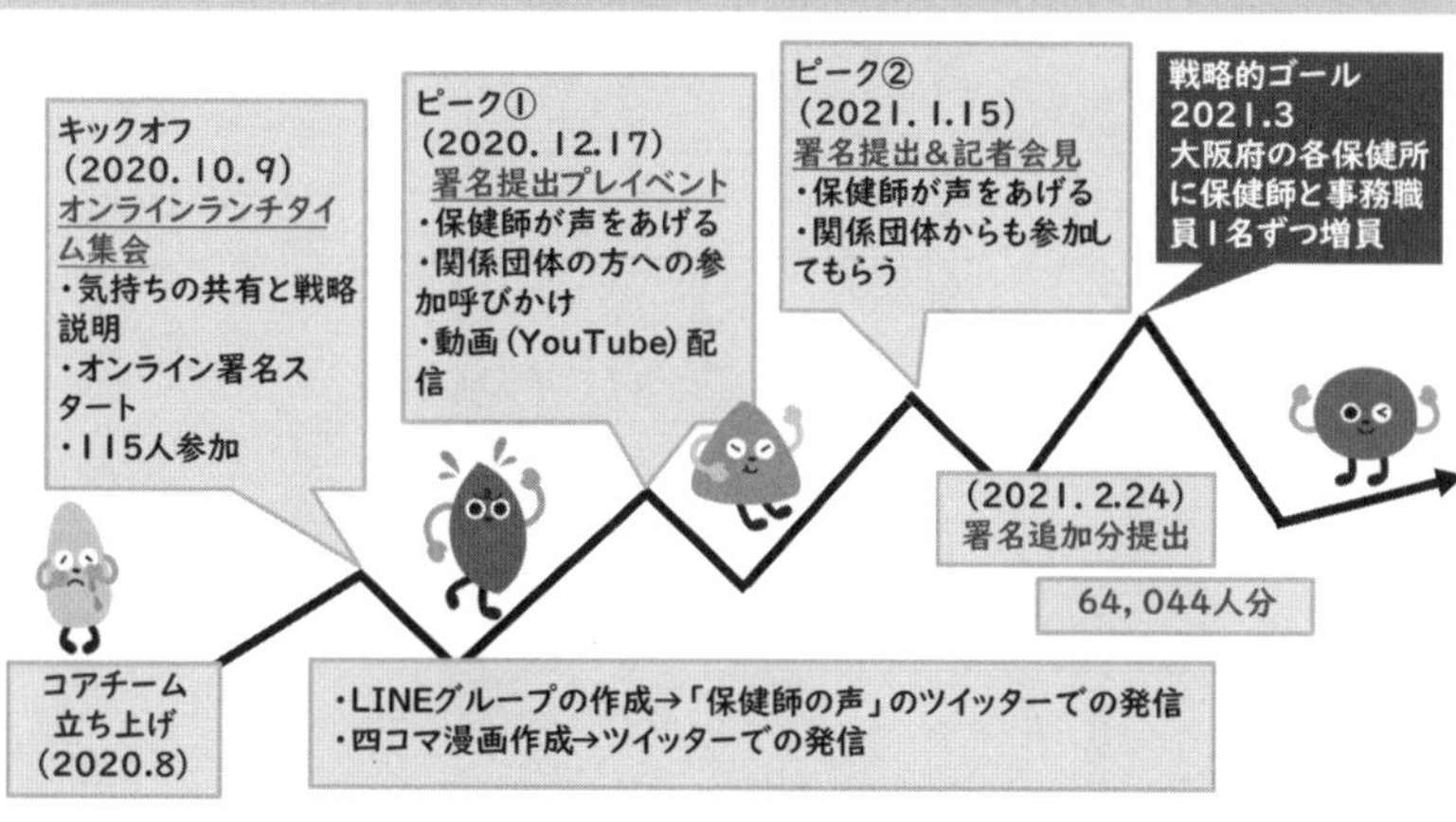

２０２０年8月に初めてのミーティングを行い、コミュニティ・オーガナイジングの手法に沿った戦略づくりを行いました。①いま現場の保健師はどんな困難に直面しているか、②保健師や保健所職員が持っている資源をどのように使えば変化が起こせるのか、③その初めの変化（戦略的ゴール）を何に設定するのかなどを話し合い、職場にいる仲間の顔を思い浮かべながら考えました。

そこで私たちが辿り着いたのは、一気に保健師や職員を増やすのは現実的に難しいけど、せめて各保健所に1人ずつの保健師と行政職員を増やしたいということでした。これまでのように、どこかの人を増やすために、どこかを削るということではなく、大阪府の定数そのものを増やすというゴールを設定しました。

そして、そのために、いつ何をすればよいのかを考え、いろんな戦術を出し合いながらキャンペーンタイムラインを作りました。そうした過程を経て、私たちの「オーガナイジングキャンペーン」がスタートしました。

それ以降は、コロナ禍の忙しい中ではありましたが、オンラインも含めて短時間でも何とかチームでのミーティングの時間を確保し、現場にいる当事者と思いを共有しながらキャンペーンを進めました。

タイムラインに沿った取り組み

(1) 戦略を伝える

まず始めに考えたのは、戦略やタイムラインをいかに保健所の仲間に伝えるかということです。コロナ禍で忙しい職場にどうすれば伝えられるか、みんなのあきらめ感がどうすれば変えられるか。そこで私たちは9つある大阪府の保健所をオンラインでつないでランチタイム集会を行うことを決めました。他職場の仲間にも応援を依頼し、パソコンを持って各保健所に出かけ開催することができました。そこでは2人の保健師がどんな思いで保健師として働いているか、何を大切にしているかを語り、最後に戦略について説明しました。たった20分間の集会でしたが115人が参加し、「他の保健所とつながれてうれしかった」「胸が痛くなり涙が出ました」「仲間を増やして働きやすい職場をつくりたいと感じた」などの感想が寄せられました。先の見えない過酷な労働の続く現場に少しの希望が見えた瞬間でした。

(2) オンライン署名スタート、現場の実態とリアルな声を伝える

今回のキャンペーンの大きな戦略の一つとなったのがオンライン署名です。初めてのチャレンジでしたが、このオンライン署名がキャンペーンを進める大きな軸となりました。具体的な数字がリアルタイムで見えること、賛同していただいた方のコメントがダイレクトに届くことで、キャンペーンを大きく後押ししてもらうことができました。

私たちはオンライン署名の賛同数の目標を10万人としました。正直なところ、初めは10万人を集められるイメージは持てていませんでしたが、吉村知事が全国的にも注目され、連日テレビにも出演し、大きな支持と発信力を持っているという今の大阪の状況から考えれば、このぐらいのインパクトのある数がなければ私

たちの声は届かないと考え、この目標を決めました。

オンライン署名の強みであるＳＮＳ（ツイッター等）も大いに活用しました。保健師、保健所職員のグループＬＩＮＥを作り、そこに届く職場の実態や保健師の思いなどを集め、「保健師の声」としてツイッターで連日発信しました。多いときには３０００人を超える方にリツイート（拡散）していただき、インプレッション（ツイートを見た人の数）は70万を超えることもありました。

現場の声、私たちの声がＳＮＳやオンライン署名を通じて大きく広がり、共感や応援、ねぎらいの声がたくさん寄せられたことに、大きな力を感じることができました。

（３）保健所の仕事を知ってほしい

こうした取り組みが広がるにつれ、保健師、保健所職員の中に「もっと保健所の仕事や役割を知ってほしい」という気持ちが大きくなっていきました。

横のネットワークを活かして、漫画にして伝えたい事例を出し合い、それを四コマのあらすじにする人、あらすじに沿ってイラストを描く人、セリフを入れる人など、自然と少しずつ役割分担ができ、いつのまにか「漫画チーム」が発足し、たくさんの漫画が誕生し、ツイッター等で発信しました。「保健所ってこんなに大切な仕事をしていたんですね」といった声もたくさん寄せられ、ある保健所の医師の方からは「保健所の仕事を丁寧に伝えている漫画」だと評価されることもありました。

（４）つながりを生かして署名提出へ

２０２０年12月17日には「オンライン署名提出プレイベント」を開催し、当事者である保健師、保健所職員だけでなく、これまで保健所と関わりのあった大阪労災職業病対策連絡会やＮＰＯ法人大阪難病連、断酒会、若者就労支援団体、社会福祉法人など9人の方に参加していただき、保健所に対する思いやキャンペーンに対する期待を語っていただきました。また、その様子をＳＮＳでも配信し、署名の賛同を集める大きな役割を果たしました。

そして２０２１年1月15日、朝10時に6万１１４３人分の賛同署名を吉村知事と厚生労働大臣に提出（厚生労働省へ送付）し、記者会見を行いました。

署名提出に同席した大阪難病連の代表は「難病患者にとって保健所はなくてはならない存在、難病患者も安心して生きていくために保健所を増やしてほしい」と訴えました。大阪労災職業病対策連絡会の代表は「一人の府職員も命と健康を損なうことがないように府職員を増やしてほしい」と訴えました。

署名提出後の14時からは記者会見を行い、署名提出の報告とオンライン署名に取り組んだ経過や思いを語り、保健師が現在の保健所の状況と保健師としての思いを発言しました。そのあと、大阪難病連、断酒会、大阪労災職業病対策連絡会の代表も、それぞれが府民の立場から保健所の必要性などについて発言しました。記者会見には12の報道機関が参加し、翌日の新聞や当日夕方や夜のニュースでも取り上げられ、保健所が全国的に削減されてきたことや保健所の実態や職員の声が紹介され、保健師、保健所職員の増員の必要性が報じられました。

記者会見は初めての取り組みで、保健師や保健所職員は大きな不安や恐怖の中で、記者会見に臨みました。その不安や恐怖を乗り越えられたのは、このキャンペーンを通じてたくさんの賛同や声が集まり、それが大きな希望となって、私たちの背中を押してくれたからです。

記者会見に参加したメンバーは「後押しして下さった方や一緒に頑張ってきた仲間の想いを噛みしめると胸がいっぱいになり、何回泣きそうになったかわかりません。変わるかもしれないという希望と、どこまで理解してもらえるかという不安もあり、怖くなったりもしましたが、一歩踏み出すことで何らかの変化につながることを今回のキャンペーンで実感しました」「これまでの公務員バッシングの中で、自分の気持ちを言うことへの不安や恐怖感がありました。自分たちの仕事や公務の大切さを公務以外の方々と一緒に伝えることができたことだけでも胸がいっぱいでした。自分たちだけで訴えているときとは全く違う何か大きな力に支えられているような不思議な感じでした。労働組合があるという大きな安心感があるからこそできたことだったと思います」と感想を語っています。

保健師と保健所職員増を勝ち取る─「仕方ない」から「あきらめない」へ

２０２１年3月、大阪府は「２０２１年度定数配置計画」を公表し、各保健所に１人ずつ保健師を増員し、大阪府全体でも定数を増やすことが明らかになりました。残念ながら私たちがゴールに設定した行政職員の増員はありませんでしたが、保健師増員という成果を勝ち取ることができました。

キャンペーンに取り組み、声を上げたことで「公務員だから仕方ない」というあきらめ感が「声をあげてもいいんだ」「声を上げれば変わる」という希望へと変化していきました。

その後も保健師や保健所職員は声をあげ続け、２０２１年12月には大阪労働局への要請行動も行い、厚生労働省や総務省への要請行動などにも取り組みました。その結果、２０２２年には各保健所に保健師２人ずつの増員と行政職員１人ずつの増員も勝ち取ることができました。

そして、このキャンペーンに参加した保健師や保健所職員が新たなつながりを作ったり、役割を担ったりするという変化も生まれ、保健所では労働組合への加入者も相次いでいます。

○「知ってください保健所のシゴト」（ツイッター＠fusyokuroでの発信）

知ってください！保健師のシゴト　～コロナ編（クラスター対応）～

病院や学校、飲食店などの施設で一定数（約５人）以上の感染者が発生するとクラスター（感染者集団）として新たに感染が拡大しないよう速やかに対応します

①感染経路の調査
②濃厚接触者の特定、検査の手配
③入院が必要な方の搬送調整

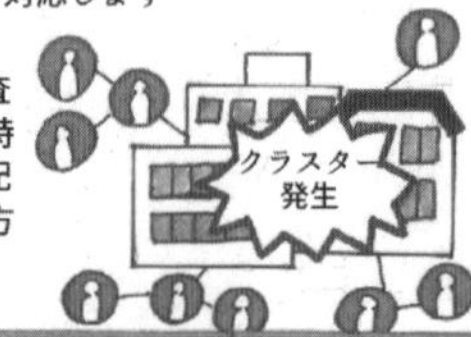

高齢者施設や障がい者施設で発生した場合一人一人の状態や障がい特性に合わせた入院先の調整に難航することも多々あります

必要があれば施設を訪問し、現地調査の上さらなる対応を行います

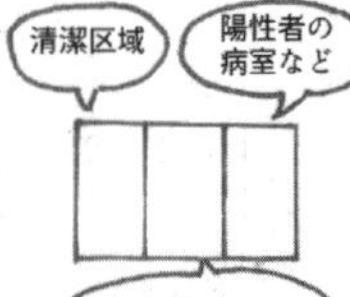

④ゾーニング（汚染地域と清潔地域の区切り）
⑤感染防護用具の供給
⑥場合によってはＩＣＮ、ＤＭＡＴとも連携し感染対策支援を行う
⑦その施設の機能維持のためのマネジメント支援を行うことも

普段通りの日常生活が取り戻されるまで施設の職員や利用されている方々の不安な気持ちに寄り添って支援します

⑧施設の職員や利用されている方々が広域にわたっている場合は他の保健所とも連携して対応
⑨さらにクラスターの発生経過を報告するとともに、まとめ、分析し、今後の対応に活かす

ICN　感染管理認定看護師
DMAT　災害派遣医療チーム

知ってください！保健師のシゴト　～コロナ編（疫学調査）～

病院から発生届があがってくると病院に詳細を確認し患者さんへ連絡をとります

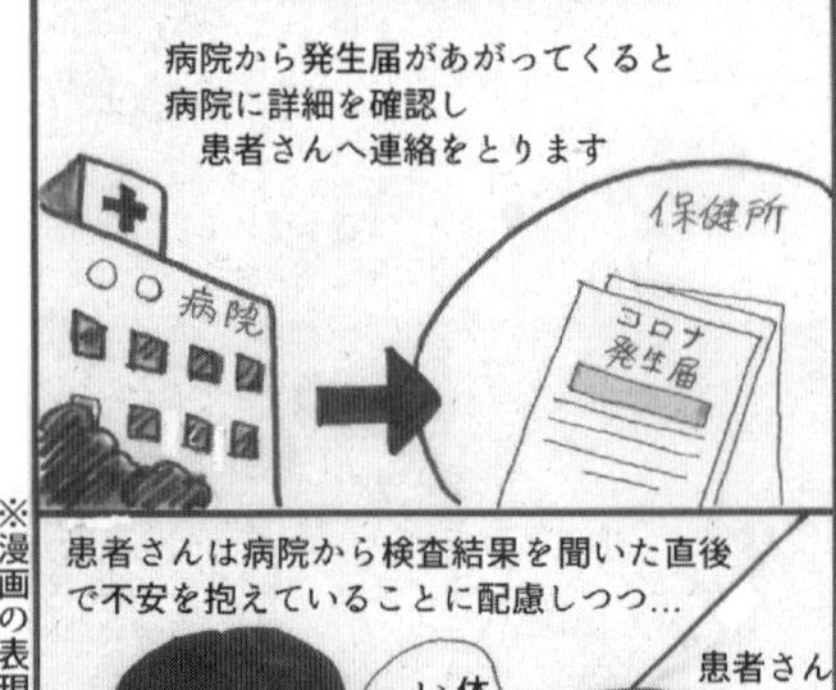

患者さんは病院から検査結果を聞いた直後で不安を抱えていることに配慮しつつ…

３０分～１時間近くかかることも…

①本人の病状や基礎疾患の有無、服薬内容、家族構成などから入院か宿泊療養の選択をします
②行動歴を確認してどこから感染したのか推定します
③接触状況を確認して濃厚接触者を特定します

数人で手分けして直ちに対応します。患者さんの不安や質問に寄り添い丁寧な対応を心がけています。

※漫画の表現上、マスクをしていませんが、実際にはマスクを着用して業務しています。

1

知ってください！保健所のシゴト
〜感染症編（O157）〜

知ってください！保健師のシゴト
〜コロナ編（患者搬送）〜

コロナ禍でも
感染症は予告なく発生する
O157
発生届
O157…腸管出血性大腸菌感染症
保健師が
患者さんに
会いに行き、
病状や治療内容
感染経路、
接触者の調査
などを行います
食品衛生監視員
調理のときの
注意点は…
家庭での
消毒方法は
感染予防は…
食中毒の疑いがあれば食品
衛生監視員も同行します
後日、接触者の検便を受け
取り、検査にまわしたり
患者さんの
病状確認や
陰性確認できる
までフォロー
します
飲食店などでの食中毒を
疑う場合は、現地の調理
場の調査や助言、指導を
行います。
食品衛生監視員
食品から人への
感染対策
保健師
人から人への
感染対策

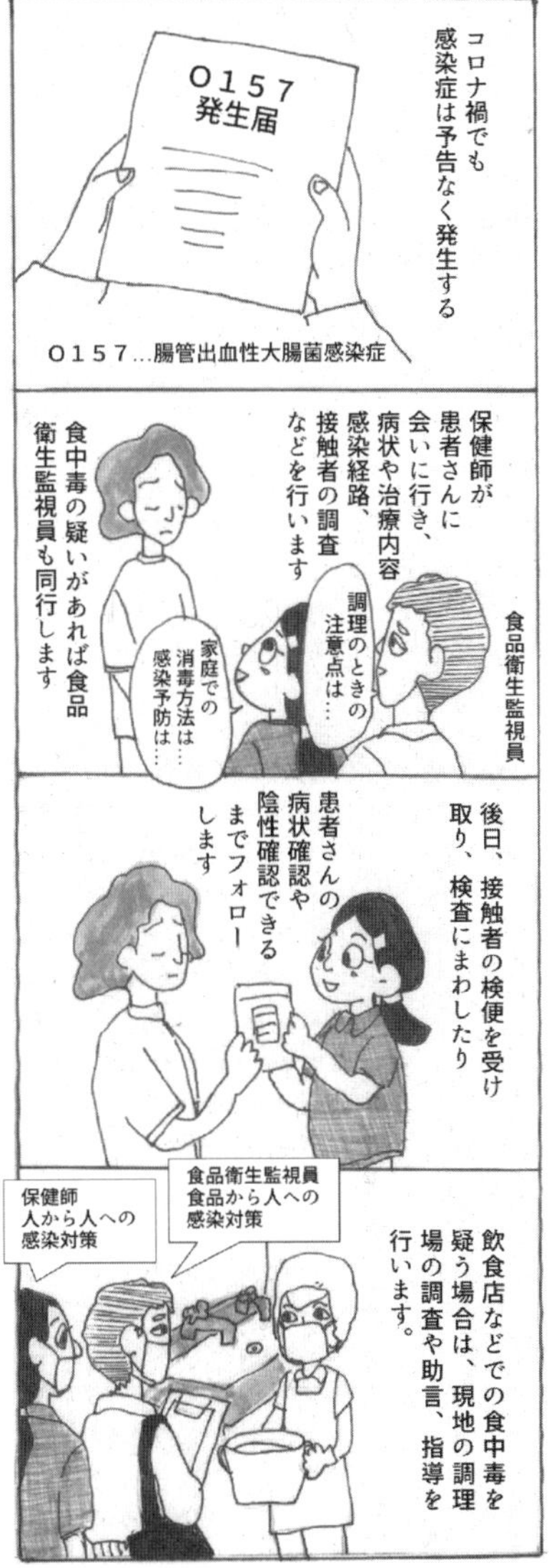

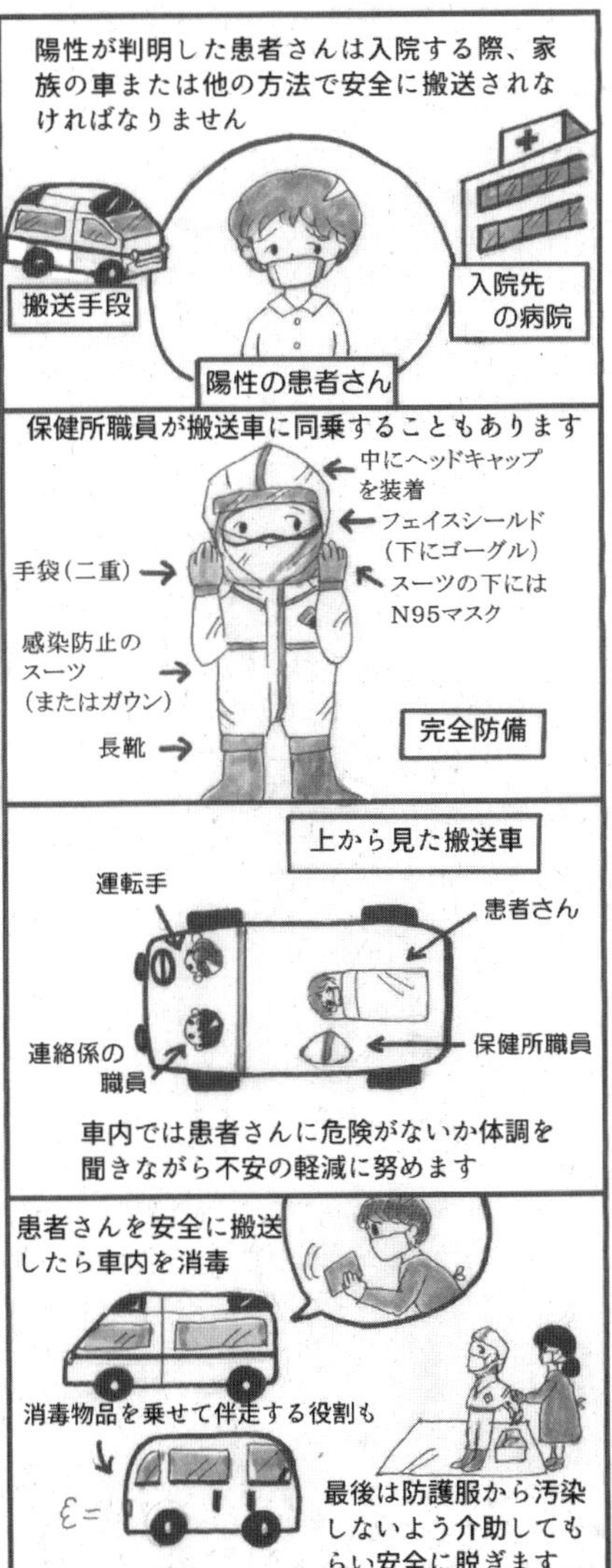

2

4　「いのち守る33キャンペーン」に取り組んで

京都府職員労働組合連合副執行委員長　髙橋　幸信

保健所をはじめ自治体で働く職員は、労働基準法第33条により、「災害」や「臨時の必要性」を理由に際限なく働かなければならない実態があります。そこで、大阪府、京都市、京都府で働く仲間と労働組合が力をあわせて、この状況を改善しようと「いのち守る33キャンペーン」に立ち上がりました。

私がキャンペーンに立ち上がった理由

私は2022年2月、京都府山城北保健所へ業務応援に行きました。夜の9時過ぎ、山積みになった書類のそばで、疲れ切った様子の保健師さんに思い切って声をかけました。薄暗いロビーで立ったまま、ゆっくりと話をしてくれました。「感染が広がって、入院させたくても、させられない状況です。あの時の対応は正しかったのか？　と自分を責めたり、職場に来ると涙が止まらなくて、出勤できなくなった職員がいます。私自身、朝8時半から午前2時3時までの勤務が続いて、時間外勤務は年間1300時間を超えました。去年母を亡くしましたが、本当はもっと介護休暇を取って、母に寄り添いたかった。でも、それもかないませんでした」。

メモをとる私の目から涙があふれ出し、トイレに駆け込みました。悔しい気持ちでいっぱいでした。早速、京都府職労連の仲間、そしてキャンペーンチームの仲間に伝え、みんなで思いを共有してキャンペーンはスタートしました。

キャンペーンでめざしたこと

キャンペーンでは、「人間らしく働き住民の命と暮らしを守る自治体を作る」この最大のゴールをめざして、「全国の長時間労働で苦しむ保健所職員をはじめとした自治体労働者をオーガナイズし、横のつながりを作り、現場の声や住民の声を発信し、ツイッターデモでトレンド入りをめざしつつ、オンライン署名33万人分を集めて、厚生労働大臣と総務大臣に提出するとともに、参議院選挙の公約に入れさせることで、厚生労働省に労基法33条にもとづく時間外勤務に上限規制を設定させること、総務省に自治体職員増員のための財政措置をさせる」ことをめざし、アクションをスタートさせました。

「保健師・保健所職員ミーティング」から「署名スタート集会」の開催へ

現場職員がつながるため、保健師・保健所職員ミーティングを4月24日に開催しました。ブレークアウトセッションでは、「母子保健の担当をしているが、コロナ対応に追われて家庭訪問ができず、申し訳ない気持ちでいっぱい」と涙ながらに語り合う場面が見られ、参加者からは、「普段の業務内では視野が狭くなるけど、久しぶりに前向きな気持ちになれた」「とても緊張していましたが、勇気づけられた。つながっていくことが力になるのかなと思えた」などの感想が寄せられました。

5月15日に署名スタートのオンライン集会を97人の参加で開催しました。現場からの報告で、保健師、児童相談所のケースワーカー、本庁でコロナ対応の仕事をしている青年、福祉関係部署の職員など5人からリアルな実態が語られ、涙しながら報告に聞き入っていた参加者もおられました。後半は自治体職員同士が3～4人のグループに分かれてキャンペーンへの思い、職場の状況を交流しました。

国会議員ロビイングと厚生労働政務官懇談

参議院選挙を前に各政党への公開質問状、そして秋の署名提出に向けて、国会議員へのロビイング（要請行動）に取り組みました。総務委員会や厚生労働委員会に所属する国会議員を中心に電話で約束をとり、7月21日、22日に7人の国会議員と直接懇談することができました。国会議員からは「保健所のリアルな実態を聞かせていただいてありがたい」「超党派で何かできないか考えたい」など、現場の声を受け止めた心強いコメントがありました。参加した大阪府の保健師は「職場の先輩や仲間から『みんなのために行ってきて』と送り出してもらった。貴重な経験ができてよかった。このことが少しでも職場環境の改善につながればと思う」と感想を語っています。

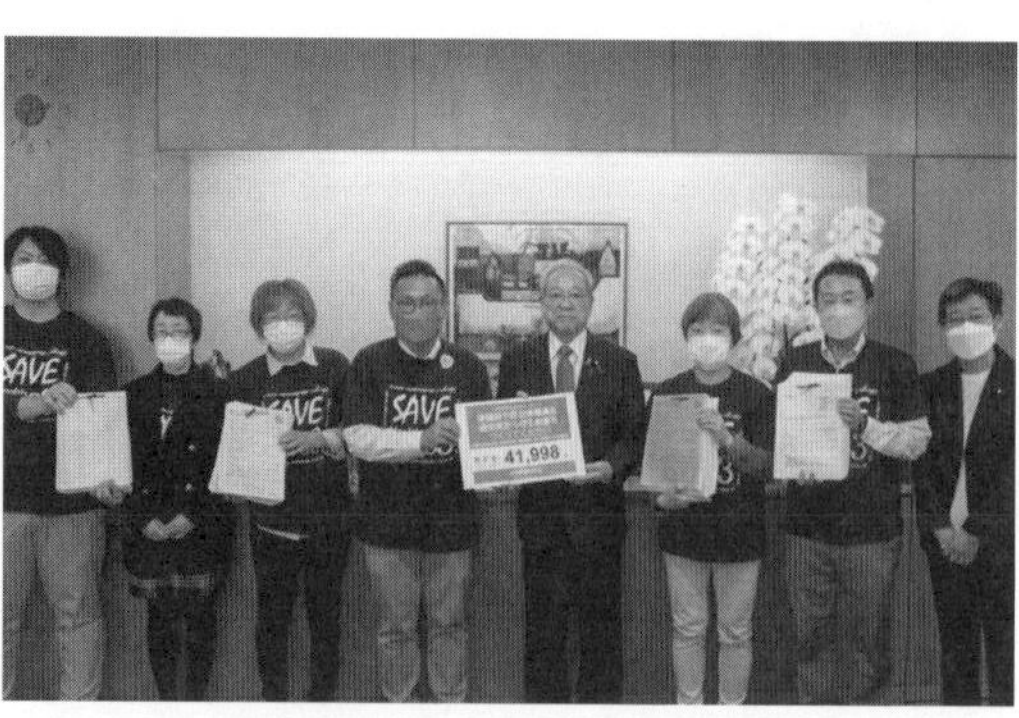

厚生労働副大臣への署名提出

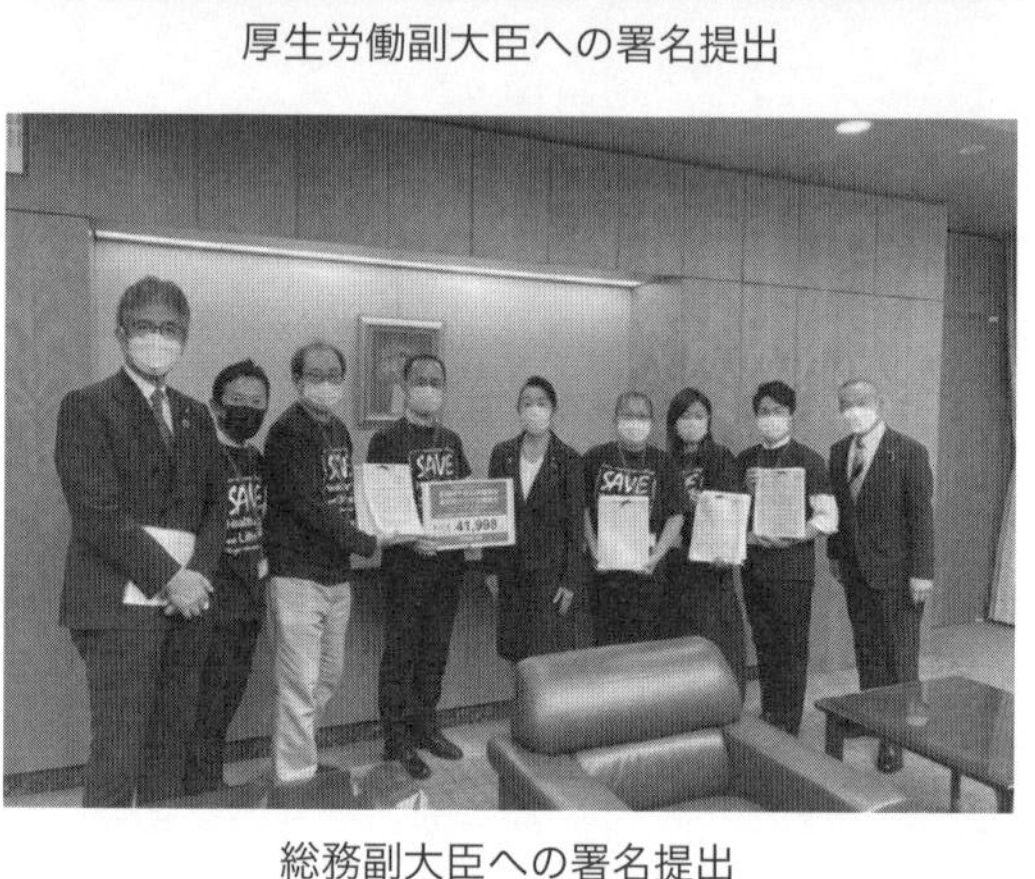

総務副大臣への署名提出

　国会議員ロビイングの結果、8月4日に島村大厚生労働大臣政務官とのオンライン懇談が実現しました。京都府、京都市、大阪府の長時間労働の実態を伝えるとともに、保健師がリアルな実態を涙ながらに訴えました。現場の声に政務官から「決して公務員に青天井で仕事をしていただきたいとの思いはない。厚生労働省としてはできるだけのことはしたい」とのコメントがありました。

ラストスパート集会とクラウドファンディング

いよいよキャンペーンの最終盤、10月13日にラストスパート集会を開催し、83名が参加しました。3名の国会議員（立憲民主党川田議員、日本共産党倉林議員、社会民主党福島議員）から激励のあいさつを受けて、保健師、行政職、児童相談所職員が現場の実態を報告。2人のゲスト（千葉県元児童相談所職員、北海道勤医協中央病院看護師）から応援メッセージをいただきました。

11月の署名提出アクションにひとりでも多くの自治体職員が参加できるよう交通費等への寄付を「クラウドファンディング」という形で呼びかけました。寄付金額に応じた返戻品（お礼のメール、ステッカー、Tシャツ）を準備しました。フェイスブック・ライブや職場での声かけを通じて、６９３、５００円の協力が寄せられました。さっぽろ青年ユニオンのある組合員はフェイスブック・ライブで、「このアクションを必ず成功させたい。署名提出には行けないけど、カンパをしてチームの一員になれた気がしてうれしい」と思いを語ってくれました。そんなたくさんの熱い思いに支えられて、署名提出アクション当日を迎えました。

いよいよ署名提出アクションへ

11月2日、大阪や京都、東京の保健師、児童相談所職員はじめ自治体職員24人と全労連・自治労連役員、議員など計33人が衆議院第二議員会館に集まり、正午から院内集会を開催しました。YouTubeライブによる同時配信も行いました。保健師や児童相談所職員、災害対応にあたった職員など8人のリレースピーチに、会場の参加者も、配信を視聴された方も涙を流し、現状を変えたいとの共感の輪が拡がりました。新人保健師の「生きている方がしんどいなと思い、マンションのベランダに足をかけたこともあった。それでも保健師を続けてきたのは、助けてほしい、コロナが心配、不安という声を毎日聴き、介護・育児があっても自分を犠牲にしながら走り続けている先輩の姿を見ていて、自分が頑張らないと！の思いでここまでやってきた」との発言は、国会論戦で紹介されるなど、当事者の声が変化を作り出しました。黒沢幸一全労連事務局長と高柳京子自治労連副委員長の挨拶に続いて、６人の国会議員から激励の挨拶が寄せられました。

午後から2隊に分かれて、羽生田俊厚生労働副大臣、尾身朝子総務副大臣に４１９９８人の賛同署名を提出しました。提出の際に、参加者から現場の深刻な実態を直接訴え、改善を求めました。提出後の報告集会では、「現場実態をしっかり伝えられたことは一番大きな成果だったと思う」など、今後も取り組みを継続していこうとの思いを確認し合いました。

保健師等職員を全国で750人増員へ

政府は２０２２年12月、保健所等の恒常的な人員体制強化を図るため、保健師を約４５０名、保健所及び研究所の職員をそれぞれ約１５０名増員に必要な予算を確保することを決めました。「33キャンペーンが状況を動かしたね」と保健所職員が言葉を寄せてくれました。人員増につながったことを喜び合いました。

増員はされても自治体職員はまだまだ足りませんし、時間外勤務の上限規制は実現していません。しかし、仲間が増えました。最初はたった6人から始めたキャンペーンでしたが、勇気を振り絞って実体験を話し、現状を変えてほしいと声を上げた仲間が全国に生まれました。現場の声にこだわって、自治体職員と自治体労働組合が、さらに大きなつながりを作り、その声を発信することができれば、時間外勤務の上限規制、自治体職員増員に必要な財政措置を実現することができるでしょう。次のキャンペーンは始まっています。

II　コロナで明らかになった自治体の役割と課題

1　長時間勤務の常態化からまともな「働き方」へ

明治大学名誉教授　黒田　兼一

コロナ感染症と私たちの「日常」

世界保健機関（ＷＨＯ）が新型コロナウイルスを認知し、世界に公表したのは２０２０年1月9日、それに続く1月30日に「緊急事態宣言」を発しました。それから約3年半後の２０２３年5月5日、ＷＨＯは「緊急事態」の終了を宣言しました。同時に「新たな感染者や死者をもたらすリスクは残る」と注意も促しました。そのリスクにどう備えるべきでしょうか。私たちに突き付けられた大きな課題です。

大型クルーズ船〝ダイヤモンド・プリンセス〟号船内での集団感染が大々的に報じられ、日本でもいよいよ波打ちぎわまできていることを実感したのは同年2月初旬でした。その時からずっと対応の先頭にいたのは医療関係者と自治体職員でした。本書の第1部には、その自治体職員の活躍と葛藤、苦悩が書き綴られています。保健所から医療、子育て、学童保育、福祉施設、消防、私たちの「日常」を支えるあらゆる領域の職員たちの懸命の働きぶりが見えてきます。私たちの「日常」は彼らの不眠不休の尽力で支えられてことに気づかされます。彼らの証言から見えてくる最大の問題は、職員の超長時間勤務です。これは時間の問題ではありますが、長時間勤務を余儀なくさせてしまう公務の職場のあり方の問題です。保健所や医療施設などの公衆衛生のあり方、増大する非正規職員の問題、公務労働を規制する法律の問題などの検討も必要ですが、これらは次章以降で取り上げられていますので、ここでは長時間・過重労働の実態と課題に絞って考えます[1]。

「過労死ライン」を超える長時間勤務

盛岡市の保健師の証言が象徴的です。「約2年間は、昼夜問わず鳴り止まない電話相談の対応、患者および濃厚接触者に対する詳細な疫学調査、陽性者への入院調整、濃厚接触者や接触者へのＰＣＲ検査の受診案内、採取した検体の検体搬送、検査結果連絡、果ては入院費や医療費の公費負担文書の作成・通知、メディア対応までを保健所の１フロアで対応していました」。感染の危険がある中でのこの多種多様な仕事、考えただけでも想像を越えます。24時間の勤務体制の職場や、中には職場の携帯電話をローテーションで持ち帰って、自宅でも対応したところもあったと聞きます。

こうした状況は医療関係だけでなく、他部署でも「応援」その他で多かれ少なかれ似たような状況であったに違いありません。図表1は、総務省の調査を利用して自治労連が作成したものです。これによれば、１００時間を超える時間外労働の職員数は最初の「緊急事態宣言」の発出前後の時期（２０２０年３月と４月）に急増しています。それ以降も、感染拡大の増加時期と長時間勤務者数が深く関連し、コロナ感染対応策は自治体職員の時間外労働頼みであったことがわかります。その結果、「過労死ライン」を超える長時間労働を余儀なくされた職員の数は、都道府県でも指定都市でも20年度は19年度の倍近くにまでになったのです。

この異常な長時間勤務への規制はないのでしょうか。実は、２０１９年4月から「働き方改革関連法」によって民間企業を対象に時間外労働の上限規制が設けられましたが、まさにその直前（２０１９年２月１日）、総務省は全国の地方自治体の人事担当者宛に、地方公務員にもこの改正労基法に準じた扱いをするよ

図表１　2019～20年度の時間外労働100時間超の職員数

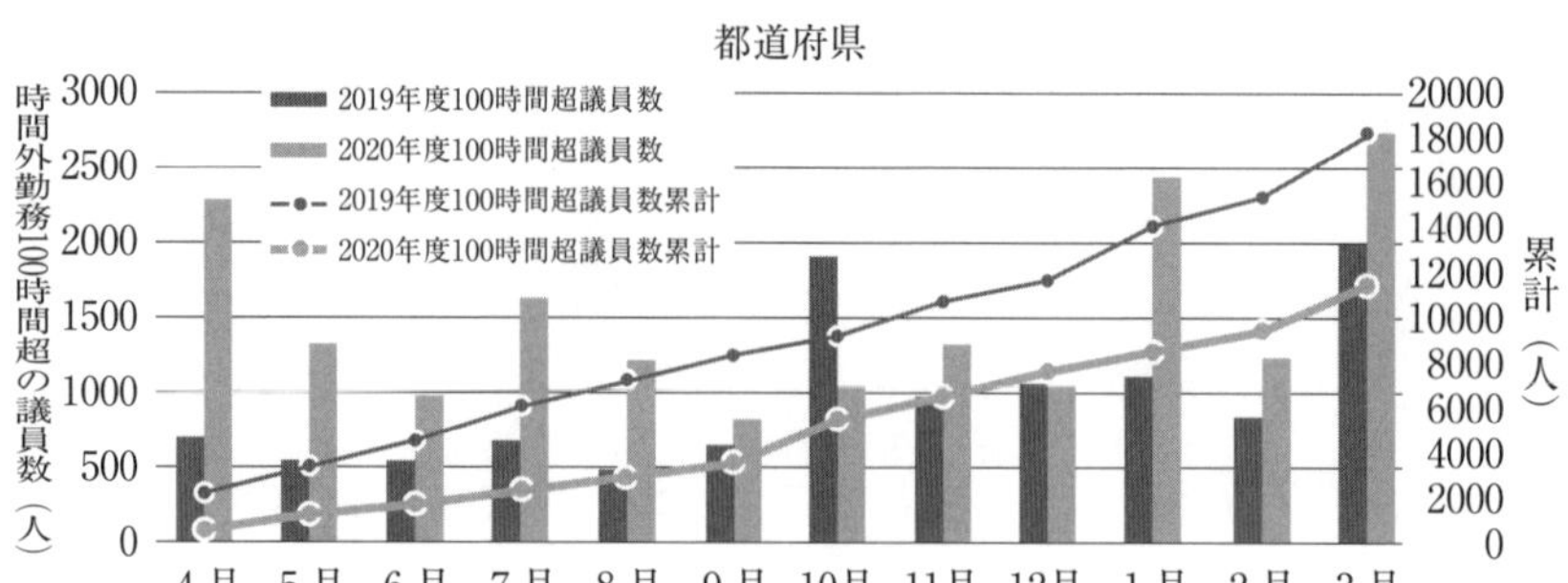

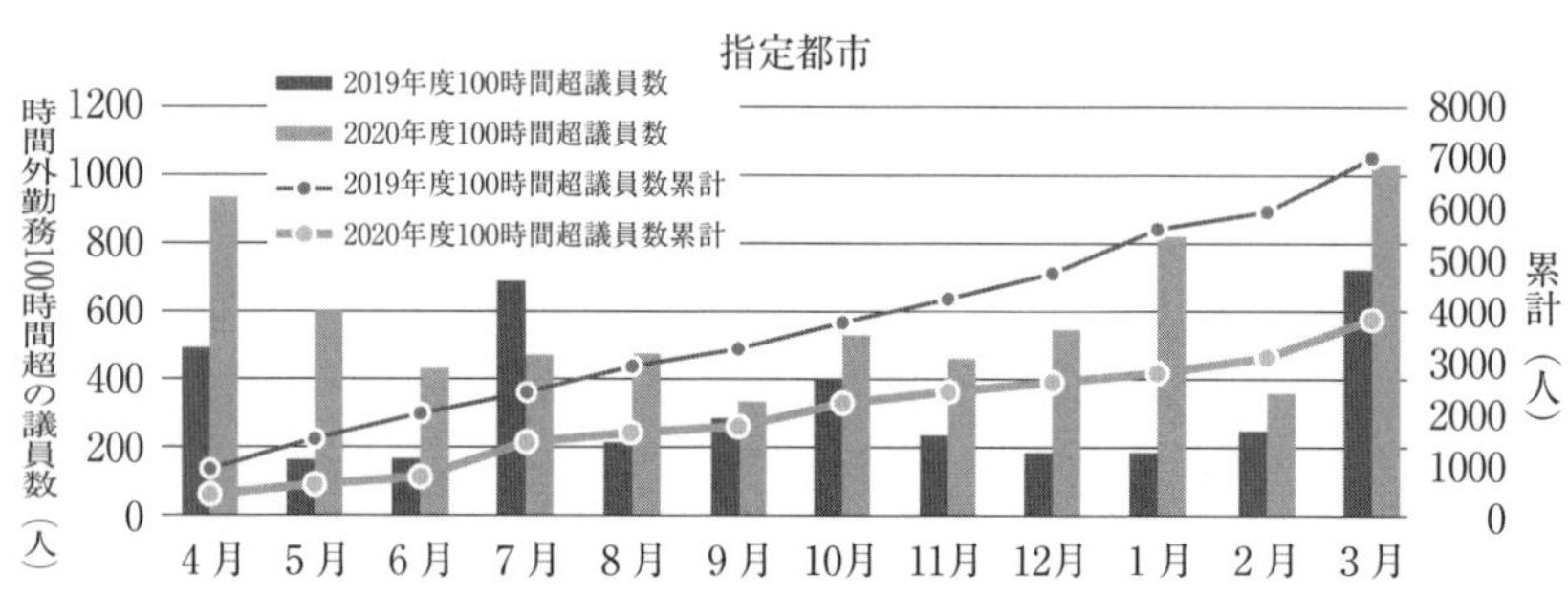

（注）この総務省の調査は100時間超を基準としており、80時間超の人数は不明
（出所）自治労連が総務省「令和２年度地方公共団体の勤務条件等に関する調査結果」33-34ページにもとづいて作成

うに「通知」を発しました。それによれば、時間外勤務は、月間45時間、年間360時間未満までとされました。また「他律的業務の比重が高い部署」では、1ヶ月100時間未満、年720時間未満、年間6ヶ月以内、連続する場合は平均でいずれの月も80時間未満という限度が設けられたのです。にもかかわらず図表1のような結果だったのです。その後も、総務省は時間外勤務の調査をしています（2021年4月～6月）。それをまとめたのが図表2です。

これをみると、超過勤務者の割合は都道府県、またコロナ感染対策関連の部署の職員が高いことがわかります。なかでも感染対策関係の現業部門では85～95％の職員が超過勤務しているのです。超長時間勤務（月間の時間外勤務が80時間以上の者）

図表2　上限を超えて時間外勤務をした職員の状況（2021年4～6月）

条例等の例規による上限規則にもとづく職場　％

	全団体	都道府県	指定都市	市区町村
全部門での比率	4.3	3.4	2.7	4.9
うち感染対策関連部署での比率	32.6	53.9	46.4	26.4
福祉関係部門での比率	5.9	7.3	3.9	6.1
うち感染対策関連部署での比率	58.5	78.6	66.9	52.5

36協定による上限規制にもとづく職場　％

	全団体	都道府県	指定都市	市区町村
全部門での比率	1.8	1.7	1	2.1
うち感染対策関連部署での比率	55.9	65.7	74.6	47.4
福祉関係部門での比率	2.1	2.9	1.5	2.1
うち感染対策関連部署での比率	88.6	92.5	94	85.1

注1）超過勤務の上限規制は1ヶ月について45時間かつ1年について360時間以内であること
　2）他律的業務の場合、1ヶ月100時間未満、1年について720時間かつ2～6月平均80時間以内
　3）2021年4月から6月までの期間の時間外勤務調査
（出所）総務省「新型コロナウイルス感染症対応を踏まえた時間外勤務の上限規則・健康確保措置の状況について（通知）」2022年2月9日、より筆者作成

は医師と面談して指導を受けることになっているのですが、その対象者となる職員は全国で4万7千人近くもいたのですが、半数を超える職員（54％）が医師の面接指導を受けていません。「面接指導の必要がないと医師が判断」（30％）、「業務多忙で時間確保が困難」（28％）が理由として上げられています。過労死と隣り合わせの勤務状況でありながら、おそらく職場に面接させる余裕がなかったのではないかと思われます。

これらの資料は国全体の数値ですが、おそらく地域によって均一ではないはずです。自治労連は、コロナ対応に四苦八苦している現場の実態について調査しました（2021年12月～22年1月）。その結果、大阪府・埼玉県・千葉県・神奈川県・滋賀県の一府四県、静岡市・浜松市・名古屋市・京都市・北九州市の五指定都市から回答が寄せられ、決して多いとはいえませんが、それをまとめたのが図表3です。網掛け部分は上限の45時間を超過している部署、太字部分は「過労死ライン」を超えているものです。どこも8月が長いのです

図表３　保健所・医療衛生関係部署の時間外勤務の平均時間数

保健所・医療衛生関係部署	時間外勤務の平均時間数（時間）		
	7月	8月	9月
大阪府健康医療部	23.9	38.2	29.1
埼玉県感染症対策課	**82**	**124**	**73**
滋賀県健康医療福祉部	27.1	38.1	30.4
静岡市保健所保健予防課	52.3	90.9	59.4
京都市医療衛生企画課感染症担当	66	128	70
京都市医療衛生企画課ワクチン担当	**116**	**89**	**95**
北九州市保健所	16.3	40.4	16.9
名古屋市感染症対策室	56	70	56
浜松市生活衛生課	27	**90**	33

注）網掛け部分は時間外労働の上限45時間を超えているところ。太字は過労死ラインを超えているところ。
（出所）自治労連実態調査による。

が、１００時間を超えている部署もあります。またこの３ヶ月連続で過労死ラインを超えている部署すらみられますが、この数値、いずれもが特定の個人ではなく平均数値であることに注意しなければなりません。

次の図表４は、同じ調査のなかで最長時間数についてまとめたものですが、どれも凄まじい長時間勤務です。そのうち月２００時間を超える時間外勤務が散見されるのですが、所定勤務時間を概ね１５５時間とすれば、実に月３５５時間を超えることになります。なかには４５３時間という途方もないものもみられ、これは一日15時間以上の勤務をほぼ１ヶ月続けることに相当します。睡眠７時間、通勤１時間としたら、食事時間はどうするのでしょう。異常・異様なこの事態、過労死の犠牲者が報告されていませんが、奇跡としか言いようがありません。

新型コロナ感染拡大という「緊急事態」下ではありますが、これはさすがに異様・異常な「働かせ方」です。このような「働かせ方」が

図表4　時間外勤務の最高時間数

自治体	時間外勤務の平均時間数（時間）		
	7月	8月	9月
埼玉県知事部局	193	275	213
うち感染症対策課	193	275	213
千葉県保健所	157	278	187
神奈川県	219	162	114
静岡県	152	236	169
うち保健所保健予防課	120	228	115
浜松市生活衛生課	80	230	92
京都市	166	298	184
うち医療衛生企画課感染症担当	164	298	184
うち医療衛生企画課ワクチン担当	166	178	182
北九州市	196	174	163
うち保健所	91	159	84
名古屋市	270	229	151
うち感染症対策室	127	229	136

注）網掛け部分は月200時間を超えているところ。
（出所）自治労連実態調査による。

あって、辛うじて私たち市民の「命とくらし」が守られているとしたら、自治体職員と市民・住民のために、そのようになってしまった背景を直視し、そこにメスを入れなければ社会は壊れます。

異常な「働き方」の悲劇——過労死・過労自殺

常軌を逸した超長時間勤務は過労死・過労自殺の悲劇が起こる前に抜本的な見直しが必要です。

実は地方公務員の世界でも過労死・過労自殺の悲劇が広がってきています。厚生労働省が毎年発行している『過労死防止白書』では、過労死・過労自殺の実態を、労働災害や公務災害として申請・認定された件数を推定値として公表していますが、そこには地方公務員についても示されています（図表

図表５　地方公務員の過労死・過労自殺

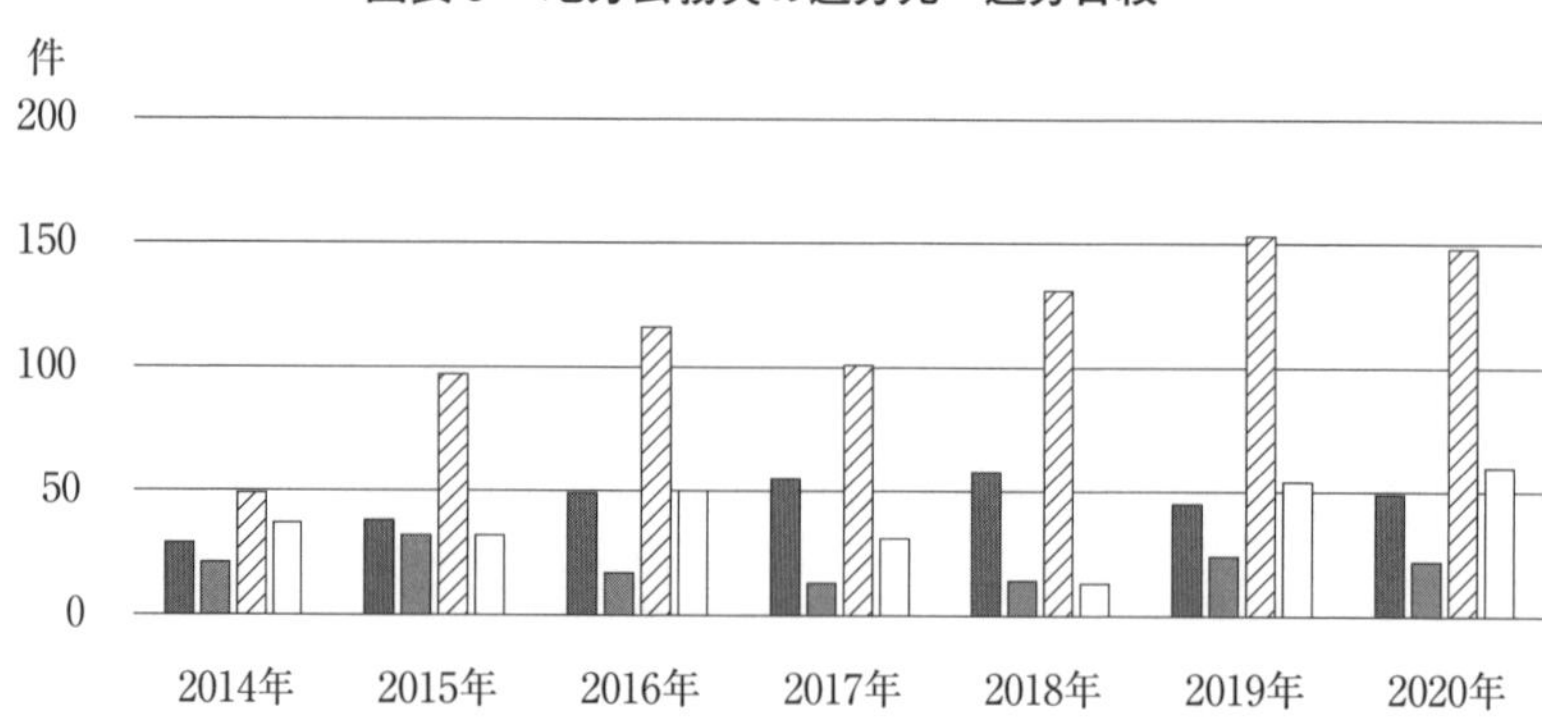

注１）公務災害Ａとは脳・心臓疾患による公務災害
　２）公務災害Ｂとは精神疾患による公務災害
（出所）厚生労働省『過労死等防止対策白書』各年版より筆者作成

５)。

この調査結果には、地方公務員の勤務状況について、私たちが考えなければならないいくつかのことが示唆されています。まず第1に、過労死防止法が制定された２０１４年以降、残念なことに、過労死（公務災害Ａ）も過労自殺（公務災害Ｂ）も減少傾向にはなく、むしろ増加傾向にあるのです。第2に、脳・心臓疾患よりも精神疾患（過労自殺）の申請件数が多いことです。しかもこ数年は7割以上が精神疾患による申請なのです。第3に、この図表には示してませんが、申請者の年齢は、20〜40歳代が２０１９年で77・９％、２０２０年では75・１％を占め、若年層が多いのです。

こうして若年層の精神疾患による被災が多いという地方公務員のこの実態はどこからくるのでしょうか。市民・住民のために働くことに「やり甲斐」もって働くという公務労働の特質からくるとしたら、首長や上層幹部には根本的な見直しが求められます。

そのことを考える上で貴重な資料があります。過労死等防止調査研究センター（独立行政法人）が地方公務員の過労死問題を分析した報告書です[2]。２０１０年から２

018年の約8年間に過労死等で公務災害として認定された365事案（脳・心臓疾患事案146件、精神疾患事案219件）のすべてを詳細に分析したもので、コロナ前の事案の分析ですが、詳細で重要な指摘が多々あります。

まず第1に、脳・心臓疾患の事例では、男性が9割を占めていることです。しかも40代と50代の男性で、課長未満の職位にいる事例が多く、さらに発症前1ヶ月の時間外勤務は平均93・4時間、2ヶ月は平均79・7時間でした。複数月80時間の時間外勤務がまさに「過労死ライン」になっています。

第2に、精神疾患・自殺の事例についてです。男性が約6割（自殺事案に限れば9割）を占め、年齢別では男性が30～40歳代が57・5％、女性では20～30歳代が58・0％で、若年層が6割近くを占めているのです。また超過勤務の時間は、発症前1ヶ月は平均98・8時間、2ヶ月は75・3時間で、職位上も自殺事案の約95％が課長未満でした。また過労死ライン80時間以下であっても発症するケースもあり、それも課長未満の職位にいる若年層が犠牲となっており、現場の管理のあり方に大きな問題があることが示されています。

今のところ奇跡のようにコロナ禍で過労死・過労自殺の報告はありませんが、医師の面談指導の対象者になるはずの月80時間以上の時間外勤務した職員の半数以上が面談指導を受けていないと報告されています。市民・住民のために働くことに「やり甲斐」をもっている多くの若い職員たち、彼らを「やり甲斐」搾取の悲劇に追い込まないために、首長と上層幹部、職場の長は、「危険域」を超えて働かせていることを認識し、対策を講じるべきです。

長時間勤務を招いたものは

コロナ禍における自治体職員の超長時間勤務の問題は、パンデミックという特殊な状況下で一時的に発生したものではありません。それは1990年代末からの「公務員制度改革」がもたらしたものです。元大阪府知事・市長だった橋下徹は、「大阪府知事時代、市長時代に徹底的な改革を断行し、有事の今、現場を疲弊させているところがある」と呟いています（2020年4月3日、橋下徹のツイッターより）。「何を今さら！」ですが、当時、マスメディアも利用した激しい公務員バッシングを伴いながら、人数を削減し、効率性・能率性向上に偏重した一連の「改革」が進められていました。

その公務員制度改革は、図表6に示したように、「平成の大合併」で知られる市町村合併、正規職員の賃金・人事管理制度の変更を目的とした「公務員制度改革大綱」、非正規職員の拡大と業務の外部化、正規職員の処遇の業績主義化（＝人事評価制度の義務化）、そしてコロナ禍の真っ最中に施行された会計年度任用職員制度まで、自治体業務の外部化・民営化と職員を効率的に働かせるための制度導入など幅広く行われてきました。

このような中で、突然、新型コロナ・パンデミックが襲ったのです。「改革」推進者たちも想定外でしたでしょうが、この災禍は、これまで市民や国民からはなかなか見えなかった「改革」の中身とその意味することを誰の目にも明らかにしました。

その一つの典型が、第Ⅱ部Ⅱ―第2章で論じられている公衆衛生の拠点としての保健所です。新型コロナウイルスに感染した疑いがある時に真っ先に相談に行くことになる保健所ですが、1990年代以降から統廃合の対象にされ、45％も減少しました。その影響から保健所関係の職員もまた20％減らされました。公立病院もまた効率化をねらって独立法人化されてきました。数を減らして効率化しようというのですが、当然ながら1施設あたりの対象人口数は増加します。こうなると緊急事態では対応不能となります。市民の側からは電話をかけても繋がらない、対応職員は電話が鳴りっぱなしで対応不能、完全にパンク状態となるのは当たり前です。「救える命も救えない」という悲痛な叫び、数ヶ月続く過労死ラインを超える超過勤務、公的な保健・医療の分野に効率性優先の論理が通用するはずもないのです。

図表6　公務員制度改革の経緯概略

1999年	平成の大合併の開始
2001年	公務員制度改革大綱閣議決定（人事管理の変更）
2002年	任期付き職員法
2003年	指定管理者制度
2005年	集中改革プラン（人員削減、民間委託の推進）
2016年	人事評価制度導入
2017年	会計年度任用職員制度新設

（出所）筆者作成

もう一つ忘れてはならないのが、職員数の削減です。総務省の調査によれば、正規職員が最大だったのは１９９４年の３２８万2千人で、その後、２７３万7千人となった２０１８年まで急減しました。この数年は多少増加しているものの、ピーク時よりも8割ほどに減少しています。これに比例して業務が減ったわけではなく、むしろ新しく対応しなければならない業務も増えているはずですから、勤務時間の増加となるのは目に見えています。逆に、非正規職員は増加し、その結果、臨時・非常勤職員が占める割合は、05年の13・０％から、20年にはついに20・１％にまでになりました。いまや5人に１人が臨時・非常勤となったのですが、緊急事態の中で頭数を揃えれば事足りるわけではないはずです。健康と命に関わるコロナ対応の職場ではどうしても専門知識と技能を必要とする業務が多く、本書第Ⅰ部で語られているように、結局は、正規職員の長時間勤務でやりくりせざるを得ない現実が横たわってしまったのです。

３つめに指摘しておかねばならないのは、長時間勤務を規制する法律に「穴」が空いていることです。それは、労働基準法33条の3項によって、「公務に必要がある場合」は労働時間を限りなく延長できることです。このことの詳細は第Ⅱ部Ⅱ―第4章で詳述されているので、ここでは概略だけにします。

２０１８年に「働き方改革関連法」として労働基準法が改定され、時間外労働について、月間45時間、年間360時間未満という限度を設けました（労基法36条）。さらに「通常予見することができない業務量の大幅な増加等」の場合は、特別に協定を結べば、この上限を超えて、1ヶ月100時間未満、年720時間未満、年間平均6ヶ月以内、連続する場合は平均でいずれの月も80時間未満の範囲内で労働させることができるとされました。この時間外労働80時間は過労死ラインであり、法律がそのギリギリまでを容認してしまったのは問題ですが、ともあれ時間外労働の上限を規制したわけです。この法律が施行される直前、この上限規制を地方公務員にも適用させようと総務省は全国の地方自治体等の人事担当の長に通知文書を出しました。(3) 労基法の地方公務員への適用関係は単純ではありませんが、ともあれ労基法に準じて時間外勤務の上限規制がおこなわれることになってはいます。

ところが、問題はこの上限規制とは別に、同じ労基法の第33条に「災害等による臨時の必要がある場合」には時間外労働をさせることができるという規定があることです。さらに同条の第3項には「公務のために臨時の必要がある場合」、国家公務員及び地方公務員を「労働時間を延長し、休日に労働させることができる」とされているのです。災害等ではなくても「公務のため」に時間外労働をさせることができるわけです。事実、総務省通知では「特例業務に従事する職員に対し、上限を超えて超過勤務を命ずる必要がある場合については、上限時間の規定は適用しないこと」とされ、上限規定に「穴」を空けてしまっているのです。自治体職員のこの3年間の過労死ラインを大幅に超える異常な時間外労働は、このような「穴」が空いた問題性が露呈したものです。早急に「穴」は塞がねばなりません。

まともな「働き方」へ

ＷＨＯが緊急事態を終了させ、日本政府もコロナ感染症の位置づけが「5類」に引き下げられましたが、これで自治体職員は長時間勤務から解放されるのでしょうか。裏返してみれば、もしコロナさえなければ、自治体職員は超長時間勤務することもなく、まともな働き方ができていたのでしょうか。

検討してきましたように、この疑問への答は否です。まともな「働き方」を取り戻さねばなりません。そのためには、１９９０年代以降から進められてきた「公務員改革」を全面的に見直すことが必要です。少なくとも「コスト削減と効率性」偏重で進められてきた業務の切り捨てと外部化政策を転換し、正規職員の補充と非正規職員の待遇改善、そして時間外勤務の規制強化や勤務間インターバル制度の本格導入が必要です。

政府が進める「改革」はまだ終了していません。２０１７年には「自治体戦略２０４０構想」が公表され、その後、Society5.0やスマートシティが叫ばれ、いま「自治体ＤＸ」と称して、デジタル技術を最大限利用する形で、まさに進行中です。これらが指摘した課題を解決するためであるとしたら歓迎したいのですが、そうではありません。むしろさらに少ない職員で自治体行政を回していくため、自治体の役割を大きく変えていこうという内容になっています。公務公共分野でのサービスの質的低下を招く恐れがあり、注視していく必要があります。

〈注〉

（１）本稿は、『季刊　自治と分権』（№89、２０２２年10月）に掲載した拙稿「コロナ禍の自治体職員の『働き方』」、および『労働法律旬報』（２０２７号、２０２３年３月）を基にして、若干の加筆修正をしました。

（２）過労死等防止調査研究センター『令和元年度　地方公務員の過労死等に係る公務災害認定事案に関する調査研究事業報告書』（２０２０年３月）。

（３）総務省「人事院規則15-14（職員の勤務時間、休日及び休暇）の一部改正等について」（平31・２・１総行公第８号）。

2　コロナ禍を契機に社会保障の政策動向を学ぶ

──医療をめぐる動向と公務労働の再生に向けて

佛教大学社会福祉学部准教授　長友　薫輝

人権保障のにない手としての公務労働

新型コロナウイルス感染症と向き合わざるをえない状況となり、本書に記されているような各職場で、様々な奮闘や苦悩、葛藤が繰り返されてきた。

なかでも、保健・医療・介護・保育・社会福祉等の対人ケア労働の職場では、そもそも長年にわたり人員不足が常態化していたところに、新型コロナウイルス感染症への対応が強いられ、非常に厳しい状況が継続している。

なお、対人ケア労働職場における人員不足の常態化は政策的につくられたものであることを指摘しておきたい。対人ケア労働の職場は本来、余裕ある人員体制を維持する必要がある。今回の新型コロナウイルス感染症をはじめとする新興感染症のみならず、災害等のあらゆる場面においても対応できる能力を余分に保持しておくことが非常時への備えの基本であろう。何より私たちのいのちに関わる現場において、日常的に人員不足という事態が各地で起きている状態を当たり前のものとせず、余裕ある人員体制を志向しなければならない。

ところが、政策的には社会保障費抑制、公的医療費抑制といった費用抑制策の呪縛からいまだ抜け出すことができていない。費用抑制策と同時に、新自由主義的志向を帯びた市場化、産業化を企図した改革が連続しており、その結果として、人件費抑制が強いられ、人員不足が常態化し、対人ケア労働の現場の疲弊に直結してきた。

社会保障に関する労働の一つに、保健・医療・社会福祉等の対人ケアに関わる労働がある。これらはすべて、広い公務労働の一環として位置づけ整備するのが妥当であろう。紙幅の都合上、詳細な検討は別途行うが、公的責任のもとで実施しなければならない対人ケア労働については公務労働として整理しておきたい。憲法に記されている公的責任のもとで社会保障の向上および増進を実現する人権保障のにない手であるからこそ、公務労働者の存在が重要となる。

社会医学者のH・E・シゲリストによれば、人間相手の仕事が評価される社会は人間が大切にされる社会であり、人間相手の仕事が評価されない社会は人間が大切にされない社会といえる。

この言に従って考えれば、いまの日本は残念ながら人間相手の仕事が評価されない社会となって久しいのではないか。政策の帰結として、人間が大切にされない社会となっているように思われる。人権保障のにない手である公務労働者の仕事が評価され、大事にされる社会へと転換するよう、着実な一歩を進めていきたい。現時点で、日本の人権保障の水準が低いことは周知の事実である。入管施設の対応など、残念ながら枚挙にいとまがない。

今回の各自治体職場からの切実な声を契機として、公務労働者の労働条件および労働環境の改善等を推進することが急務である。その際に留意しなければならないのは、「『住民のための公務労働』を再生する共同の運動を住民と自治体職員でつくっていかなければなりません」[1]との指摘をふまえたい。

新型コロナウイルス感染症によっていっそう明らかとなった公務労働の諸課題に対して、住民のための公務労働として位置づけ再生を図ることが求められている。再生へと向かうためには、対人ケア労働における人員不足の常態化の改善、配置基準の変更等による余裕ある人員体制の拡充、社会保障費抑制および公的医療費抑制の転換、市場化・産業化を企図した改革路線の中止等の検討が必要である。こうした政策転換等による再生作業をともなう共同の運動を、地域住民とともに公務労働者が展開することが期待されている。

コロナ禍での医療をめぐる動向

社会保障費抑制、なかでも公的医療費抑制策の転換に向けて、コロナ禍で注目されている医療をめぐる政策動向について検討を加えたい[2]。コロナ禍を援用して、いわば惨事便乗型[3]の改革が進められようとしているからである。

新型コロナウイルス感染症の蔓延により、２０２０年初頭以降、世界各国は様々な影響を受けてきた。もちろん日本も例外ではない。感染拡大の波が何度も襲うたびに、医療崩壊が報じられ、広く知られたところである。ただ、医療現場での認識としては、以前から医療崩壊と称される状態が継続し、人員不足が常態化しているところにコロナ禍となった、という表現が的確だろう。保健所などの公衆衛生を担う現場でも同様である。

これまで公的医療費抑制策として供給抑制等を図ってきたことに起因して、医療提供体制のひっ迫が生じた。感染症病床を主に担う公立・公的病院の再編・統合の推進や、感染症病床の削減、保健所の統廃合などが従来、展開されてきた政策である。その結果、余裕ある人員や病床体制ではない状態となっていた。直近では「地域医療構想」を主な手段として、地域で病床数を管理し抑制を図る政策の徹底が図られつつある。

コロナ禍に直面し、従来の公的医療費抑制策の見直しや転換、公衆衛生機能の強化を図ることが必要な局面であるにもかかわらず、むしろ病床削減を加速させるなどの対応が現状となっている。コロナ禍となる以前に決定した政策内容がいま、粛々と実行されている。

そのうえ、コロナ禍で起きた諸問題の解決手段として、医療のデジタル化（ＤＸ）を前面に押し出し、医療の市場化・産業化を企図している政策展開が特徴であろう。[4]つまり、デジタル化を通じて医療の構造改革を加速させることに主眼があるとみるのが妥当である。２０２２年12月にまとめられた全世代型社会保障構築会議の報告書にも、「社会保障のＤＸに積極的に取り組む」と記載されている。

同時に、公的医療保険に関しては、新たな公的医療費抑制の仕掛けが２０１８年度から展開されている。都道府県が国民健康保険の保険者に加わり、医療費抑制の「管制塔」の役割を期待され、医療費適正化計画が５ヵ年計画から６ヵ年計画に変更されるなど、より医療費抑制に取り組みやすい環境づくりが整備されてきた。

従来の公的医療費抑制策の様々な手法に加えて、新自由主義に着想された部分的市場化、産業化が推進され、さらにデジタル化が新たな手法として加わっている。「後期新自由主義[5]」と称される、第２次安倍政権以降に「公的社会保障部門を削減し、資本に新たな市場を提供する、新自由主義政策がとられるようになった[6]」と指摘されるような状況が如実となっている。

デジタル化による統制強化と医療改革

自治体職場におけるデジタル化の導入・進展が著しい。医療をはじめとする社会保障部門においても同様である。なお、保健・医療・介護・保育・社会福祉等の対人ケア労働の職場において、デジタル化の導入によって業務が増え、費用負担も増加したという職場は少なくない。デジタル化の政策的な意図を、医療をめぐる動向から概括しておきたい。

日本経済新聞が２０２２年６月20日に、医療改革の提言を研究会最終報告（日経報告）として行っている。[7]

改革提言の目的として顕著な部分を引用すると、「デジタル化とグローバル化をテコに、医療をより患者本位のサービス産業に転換させ、日本経済の成長の原動力にする規制改革を主眼とする」[8]とある。

この文言は、近年の経済財政諮問会議の動向などと符合し、財界の言動を象徴した内容であると考えるのが妥当であろう。デジタル化が医療の市場化、産業化の重要な手段として期待されている。「日経報告」が発表された同月には、「経済財政運営と改革の基本方針2022」（「骨太の方針2022」）が閣議決定されており、「DXへの投資」は重点投資分野として位置づけられている。なお、デジタル化は医療がかかえる問題解決に万能ではない[9]。

「日経報告」は3つの柱から構成されており、「Ⅰ 医療提供体制の再構築」「Ⅱ 医療イノベーションを国家戦略に」「Ⅲ 負担と給付の改革を急げ」となっている。

なかでも「Ⅰ 医療提供体制の再構築」では、政府・地方自治体が保険医療機関にガバナンスを働かせる仕組みと、デジタル技術を活用して医療体制を再構築することを求めている。家庭医の登録制をはじめ、医療機関・歯科診療所、訪問看護ステーション、介護施設、調剤薬局なども含めた医療体制の再編・統合の加速を提言している。

ただし、すでに医療や介護をめぐる政策においては地方統制が強化されており、地方自治体の裁量が奪われつつあることに留意したい。自治体DX[10]と称されるデジタル化によって、地方統制はいっそう強化されることになる。「日経報告」は地方自治体のみならず、医療機関に対しても、同様にガバナンス強化を求めている。

また、デジタル化は地域住民に対する管理手段の強化でもあり、搾取の徹底を意味すると解することができる。ほんの少しのメリットを強調して、一方では私たちの個人情報を収集してデータ集積し、大手企業等が利活用できるようにする仕組みづくりが成長戦略の一環として進められてきた。

デジタル化の主眼は、地域住民の情報を利活用したい企業のための基盤整備に置かれている。私たちのメリットや個人情報の安全性は後景にあると考えるのが妥当である。

２０２２年度中にはほぼすべての国民がマイナンバーカードを持つことを目指して、マイナンバーカード普及に多額の予算が投入された。最大２万円分のポイントを付与する「マイナポイント」事業では、２０２２年６月からの第２弾だけで１兆８１３４億円が計上されている。なお、マイナンバーカードの健康保険証利用はすでに法定化されており、運用開始している。ただし、運用面での課題が山積し、２０２３年６月時点で、他人のものが紐付けされているなど、問題が噴出している現状にある。

マイナンバーカードの普及と併せて、マイナポータルの活用により、行政だけでなく、民間サービスも含めた個人情報の連携を進めることが可能となる。マイナポータルは個人が負担する税・社会保険料の範囲内に社会保障給付を抑える、「社会保障個人会計」のシステム基盤にも変容することが可能となっている点にも留意しなければならない[11]。

市場化・産業化

デジタル化は新自由主義に着想された部分的市場化、産業化の新たな手段として機能し、医療の改革を図るものである。

こうした新たな手段を用いて給付抑制と供給体制の抑制がより志向されるとともに、市場の拡大が企図されている。デジタル化も含めて、これらに関わる全般的な手段として、横山壽一は「①自助論（自己責任プラス地域・住民責任論、社会保険＝自助の共同化論）、②財政危機（負担の不公正論、世代間格差論、『能力』負担論）、③社会保障の限界（持続可能性、制度の縮小と市場の活用）、④地域差（自治体間競争、コスト削減）、⑤デジタル技術など新技術の活用、それ自体の産業化、給付と負担の管理[12]」と指摘している。直近の具体的な手段では、特に地域差を使った医療費適正化計画等の医療費抑制の展開や、岸田内閣による「勤労者皆保険」の動向に注視したい。

そのほかの医療・介護分野における改革の具体的な内容として、「①医療機関の縮小・効率化、公的医療機関の縮小（小さな政府と費用の削減）、②保険の範囲の縮小、利用者負担の応益負担、混合診療の拡大、③医療における競争の促進（広告規制緩和、保険者機能の活用、自治体間競争）、④公衆衛生の再編（健康の自己責任、保健所の縮小、効率化＝予備の切り捨て）、⑤介護における民間供給化（非営利原則からの転換、措置制度の解体）、⑥介護における競争環境の整備促進（利用者の選択、事後規制）、⑦労働市場の規制緩和、低賃金労働の活用、外国人労働力の規制緩和[13]」が挙げられる。

ここでは、保険者機能の強化として、国民健康保険や介護保険などでインセンティブ（誘導型報奨）交付金が設置されていることに注目したい。地域差を使って自治体間の競争を煽りながら、医療費抑制等の政策目的に資するとされる、あらかじめ決められたメニューを実行しなければ加点・減点（国保にインセンティブ手法が導入された際の説明では、当初は加点のみという説明であったが、すぐに減点方式が導入）される内容となっている。インセンティブ交付金の導入により、いっそう地方自治体への管理統制は強化されている。

２０２２年1月には、第33次地方制度調査会が発足した。岸田内閣のもとで、デジタル化や広域行政の促進が図られている。同調査会は、コロナ禍における、地方自治体の公衆衛生や医療分野でのデジタル化の遅れを指摘しているが、実際には「市町村合併や広域連携の推進を目的にした地方自治体の『選択と集中』と『三位一体改革』によって、一般の行政職員だけでなく現場の保健所や公立・公的病院の再編統合がすすめられてきたことや、政府が推奨してきた『公共サービスの産業化』政策が、感染症対策においてさまざまな混乱を生み出し、ＰＣＲ検査やワクチン接種、そして各種給付金の配布においては障害にすらなったということが無視ないし、軽視[14]された結果であろう。

医療のデジタル化（ＤＸ）や自治体ＤＸなども含めた「公共サービスの産業化」とは、「公的分野の産業化に向けて―公共サービス成長戦略―」と題して、２０１７年3月の経済財政諮問会議に民間4議員の提案として発出された文書に象徴される。

同文書は「国・地方の公共サービス分野での民間との連携（インクルージョン）を進め」るとしている。民間が公共をインクルージョン（つまり包摂）しようとする意図が明らかである。

「民間の多様な主体との連携（インクルージョン）の促進」という項目では、「健康長寿分野の潜在需要の顕在化、国民による健康管理の推進」「医療介護分野の生産性向上」「子ども・子育て支援分野における多様なサービスの拡大」「公共施設等の整備等におけるＰＰＰ／ＰＦＩによる実施の原則化等」が提起されている。公共サービスを「丸ごと民間市場に開放し、利潤追求の私的機会の創出を狙っている[15]」と考えられる。

さらに、同文書では「社会保障サービス、地方行政サービス分野について、規制改革とともに、サービス提供者のインセンティブに関わる制度（診療報酬、介護報酬、保険料、補助金制度、地方交付税制度等）の改革も行う」としている。先述の通り、国民健康保険や介護保険などにおけるインセンティブの導入を契機に、社会保障の各分野での展開が見られるとともに、地方統制の強化に連動し自治体職場に影響を及ぼしていることを指摘しておきたい。

供給体制の再編と地域づくり

一方、先述の通り、公的医療費抑制策として１９８０年代以降、病床再編などの供給体制の再編が行われ[16]、近年では「川上から川下へ」「医療から介護へ」「入院から在宅・地域へ」などの用語に象徴される内容で進められてきた。「川上」の部分に該当する「地域医療構想」は２０１６年度末までに各都道府県で策定された。そして、市町村には「川下」部分として「地域包括ケアシステム」の構築が求められ、在宅医療・介護の体制づくりが急務となっている。なお、この「地域包括ケアシステム」の範囲は以前より拡大する傾向を見ることができる。

「地域医療構想」は各都道府県内の2次医療圏を原則とした全国339構想区域で、「必要病床数」を算出している。この「必要病床数」は地域の病床数を管理する手段としてだけでなく、「医師需給推計」や「看護師需給推計」にも連動している。

地域医療構想は病床だけでなく、医療提供体制における人員体制の抑制にも連動する政策である。「地域医療構想」「医師偏在対策」「医師・医療従事者の働き方改革」を「三位一体」で推進するとしており、医師配置の均てん化・抑制を進め、地域に必要な医療提供体制の充実を図るものではないことが明らかである。

2019年9月に出された全国424（その後の見直しで現在は436）の公立・公的病院に対する再編・統合の名指しリスト公表により、病院の再編統合を進めることで医師など人員体制の集約が図られ、「三位一体」の改革の推進へとつなげていくねらいがあるということになる。

こうした地域医療構想にもとづく医療提供体制の再編策は、公立・公的病院の病床を再編・統合や機能転換などによって縮小する計画となっている。現時点でも政策転換は図られていないのが実態である。むしろコロナ禍においても従来の政策を継続し、発展させるための予算措置が講じられている。医療崩壊がなぜ起きているのか、医療現場で起きている諸課題をふまえて、これまでの医療政策の計画に問題はなかったのかどうかを少なくとも検証する必要がある。その際の貴重な材料として本書の各職場からの証言が有効なものとなろう。

地域医療構想も地域包括ケアシステムもそれぞれ、地域の実情を反映したものを地域でつくり上げていくことが重要となる。そのためには当初の計画段階から提唱されてきた「川上から川下へ」「医療から介護へ」

「入院から在宅・地域へ」という一方通行のケアではなく、医療や介護、在宅等を行き来できる地域包括ケアシステムを構築することが求められる。各地での様々な地域包括ケアの実践をふまえて、新たに評価・見直しを図り、計画立案の練り直しへと進める必要があるといえる。

コロナ禍に直面し、より充実した医療保障のあり方を検討し、公的医療費抑制策の転換を図るとともに、公衆衛生機能の強化へと進める必要があると考える。ところが、実際には本書における各自治体職場からの証言にあるように、病床削減を加速させる政策や、部分的な市場化・産業化、そして最近ではデジタル化を手段として医療改革が進められるとともに、保険者機能の強化による都道府県を軸とした公的医療費抑制の新たな展開、地方統制の強化が進展している状況にある。

デジタル化は医療供給体制だけでなく、公的医療保険を通じて展開され、保険者である自治体に対する地方統制の強化、被保険者である地域住民の管理強化、そして医療機関に対する管理強化の新たな手段である。政府による管理強化ではなく、自治体、地域住民、医療機関等が医療保障の充実に向けた共同の歩みを進める必要がある。

コロナ禍というほぼ「人災」に対して

コロナ禍の第8波では感染者数が最も多い大きな波となった。かつてのスペイン風邪などの例からもわかるように、感染症においては、こうした何度も押し寄せる波をいかにコントロールするかが政府の役割である。ところが、本書の自治体職場からの証言にある通り、現場の対応に依拠することが中心で、人々の自己責任に依存するような政策的対応がなされてきた。コロナ禍はほぼ「人災」であり、政府によるミスリードであるといえる。

結果として、医療や公衆衛生の現場はもちろんのこと、対人ケア労働の現場では、コロナ禍における感染防止対策等で、高い緊張状態が長く強いられている現状である。

先述の通り、１９８０年代から継続する公的医療費抑制策の転換を図り、これまでの失策を直視し改善する政策展開が必要である。少なくとも、コロナ禍以前に立案した政策手段の中止や見直しの機会を作り、検証する作業が重要となる。行政計画等に言及されているＰＤＣＡサイクルを、今こそ遂行すべきであろう。検証結果をもとに、地域の実態に応じた政策を展開することが求められている。

コロナ禍で起きている事態を直視し、現場が改善される政策的対応がなされる必要がある。ところが、現状としてはコロナ禍を援用する手法で、デジタル化の推進など、惨事便乗型の政策が中心となっている。なお、先述の通り、デジタル化は地域住民に対する管理手段の強化であり、搾取の徹底を意味するものであり、ほんの少しのメリットを強調して、一方では私たちの個人情報を行政や大手企業等に提供する内容である。

近年では安倍政権、菅政権、そして岸田政権と、社会保障に関する政策の骨子部分は通底しており、全世代型社会保障改革の推進がなされている。２０２２年12月には「全世代型社会保障構築会議報告書」がまとめられた。

同報告書では、目指すべき社会の方向性として、①「少子化・人口減少」の流れを変える、②これからも続く「超高齢社会」に備える、③「地域の支え合い」を強める、としている。

このような方向性が提示されるのは、現在、進められている全世代型社会保障改革が雇用・労働の改革に重心を置いた内容ということに起因している。

今後の人口減少による労働力不足を補うため、労働規制がかからないフリーランス化を推進し、定年をどんどん引き上げて長く働いてもらい、そのために公的年金の支給開始年齢を引き上げ（２０２２年４月からは老齢基礎年金の受給開始年齢が75歳開始も可能となった）、病気や要介護にならないように予防を奨励し（健康、予防に関わるビジネスを市場化し）、健康は自己責任でという内容を含んだ改革である。「人生１０

0年時代」「生涯現役社会」などという用語が吹聴されているのはそのためであろう。

地域・公務労働の再生へ向けて

全世代型社会保障改革という名称だが、中身は雇用・労働の改革を中心に据えたもので、雇用改革と社会保障改革が一体化したものである。これらの内容について、労働力確保という点で通底している政策として、それぞれの内容を把握することが重要である。多様な働き方の推進として、政府が奨励する副業・兼業の推進などもその一環となる。

全世代型社会保障改革では、給付と負担のバランスや現役世代の負担上昇の抑制を図りながら、医療、介護、年金、少子化対策を始めとする社会保障全般の総合的な検討が進められている。

さらなる高齢者への負担増を含む改革内容を示したものであり、給付と負担のバランスという表現には留意しなければならない。全世代型社会保障改革は巧妙に世代的な分断を図りつつ、冷遇されている高齢者世帯をあたかも優遇されているかのように喧伝し、高齢者のみならず全体的な給付抑制を図る内容である。

社会保障個人会計（個人が負担する税や社会保険料の範囲内に給付を抑える仕組み）の導入にも連動する。先に触れた全世代型社会保障構築会議報告書で「社会保障のＤＸに積極的に取り組む」ことを掲げており、マイナンバーカードの保険証利用を普及させるなど、推進を図っている。

同時に、近年、相次いでいるのは非科学的な根拠に基づく政策である。未公表部分があるデータに基づいて政策を遂行するなど、看過できない事態が広がっている。軍事費の拡大も同様である。軍事費の拡大路線は社会保障費抑制の政策が継続することを意味する。

いま必要なことは本書の各職場からの証言の通り、現場の実態把握と、科学的な根拠に基づいた公的医療費抑制策の転換、そして社会保障費抑制策の転換、市場化・産業化を企図した改革路線の中止等である。コロナ禍で得たことをふまえて、医療をはじめとする供給体制の維持・拡充はもちろんのこと、自治体職場、保健・医療・介護・社会福祉の対人ケア労働現場で奮闘する職員への社会的評価を高める施策、具体的には給与水準の大幅な引き上げを中心に、職員が働き続けることができる職場への転換が必要である。余裕ある人員体制となるよう、常態化している人員不足の解決を図る施策の展開が急務である。

公務労働である対人ケア労働の現場で働く人々の給与水準は人権保障の尺度でもある。人権保障のにない手である公務労働の改善を図ることで、人間相手の仕事が評価される社会が実現し、人間が大切にされる社会が形成される。そのためには、住民とともに公務労働に関わる人々が共同で努力し再生を図ることが重要となる。

地域福祉においては社会的孤立・孤独が各地で起きている実態をふまえて、「新たなお互いさまづくり」が早くから進められている。地域で失われた、人と人とのつながりを再生させる、あるいは新たな地域づくりへの挑戦が各地で始まっている。

地域住民の健康権、生存権保障を実現できるよう、公務労働者には住民とともに公的責任によって実現する社会保障の増進および向上を目指す取り組みを通じて、公務労働の再生につながるものと本書の証言から大いに期待できると考えている。

（注）

（1）岡﨑祐司「住民の『いのち』と尊厳にかかわる公務労働」『住民と自治』２０２３年5月号、№７２１、10頁。

（2）この検討部分についての記述は長友薫輝「医療をめぐる『改革』動向　地方統制と保険者機能強化」『経済』２０２３年４月号をもとに加筆修正したもの。

（3）近年では東日本大震災を契機に構造改革が強調されたことは記憶に新しい。詳細については、例えば岡田知弘『震災からの地域再生——人間の復興か惨事便乗型「構造改革」か』新日本出版社、２０１２年を参照。
（4）医療をはじめとする社会保障の市場化、営利化については、横山壽一『社会保障の再構築——市場化から共同化へ』新日本出版社、２００９年を参照。
（5）渡辺治『〈大国〉への執念　安倍政権と日本の危機』大月書店、２０１４年、26頁。
（6）渡辺治『安倍政権の終焉と新自由主義政治、改憲のゆくえ——「安倍政治」に代わる選択肢を探る』旬報社、２０２０年、44頁。
（7）「日本経済新聞」２０２２年6月20日。日本経済新聞と日本経済研究センターによる医療改革研究会の最終報告。
（8）同上。
（9）「日経報告」に対する同様の指摘に、二木立「二木教授の医療時評（２０４）」『文化連情報』２０２２年９月号（５３４号）がある。
（10）自治体のデジタル化については、川上哲「コロナ禍を奇貨として加速する地方自治体のデジタル化」『国民医療』２０２１年冬季号（３４９号）を参照。
（11）マイナンバーカードやマイナポータルの活用等による医療のデジタル化については、寺尾正之「健康・医療のビジネス化とデジタル化とデジタル戦略への対抗」（日本医療総合研究所編『コロナ禍で見えた保健・医療・介護の今後——新自由主義をこえて』新日本出版社、２０２２年）を参照。
（12）横山壽一「コロナ禍が浮き彫りにした医療・介護の問題と改革の課題」（『日本医療総合研究所編『コロナ禍で見えた保健・医療・介護の今後——新自由主義をこえて』新日本出版社、２０２２年）33頁。
（13）横山壽一、同上、32頁。
（14）岡田知弘『私たちの地方自治——自治体を主権者のものに』自治体研究社、２０２２年、107頁。
（15）同上、76頁。

（16）供給体制の再編をはじめとする皆保険体制の歴史的な経緯等については、西岡幸泰「医療『構造改革』と国民皆保険体制」（国民医療研究所監修／日野秀逸編『市場化の中の「医療改革」――国民皆保険体制の行方』新日本出版社、２００５年）を参照。

3　会計年度任用職員の制度と労働実態

千葉商科大学商経学部准教授　戸室　健作

新型コロナウイルスの第一波が日本を襲った２０２０年。それに対応した自治体では、非正規公務員の人数が増え続けている状況でした。

政府の調査によると、２００５年に45万５８４０人だった非正規公務員の人数は［総務省２０１７］、その後、増大し続けて、２０２０年には69万４４７３人に達していました［総務省２０２０ａ］。この15年の間に23万８６３３人も増えています（約１・52倍の増[1]）。

また、非正規公務員についての新しい制度、会計年度任用職員制度が始まった時期と、第一波の襲来が重なりました。

会計年度任用職員制度

２０１７年５月11日に、「地方公務員法及び地方自治法の一部を改正する法律」が成立し、「会計年度任用職員」という新たな非正規公務員の制度が設けられました。改正法は、２０２０年４月１日に施行されました。

それまで自治体で働く非正規公務員は、主に臨時的任用職員（旧地方公務員法22条2項と5項）、特別職非常勤職員（同法3条3項3号）、一般職非常勤職員（同法17条）の3種類に区分されていました。しかし、実際の運用は区分けなく活用されてきたことから、それらを整理し、統一的に運用することにしたのです。まず、臨時的任用職員と特別職非常勤職員の定義を厳格化し、対象者を限定しました。さらに、一般職非常勤職員に代わる新たな制度として、会計年度任用職員を創設しました。この結果、非正規公務員の大部分は、会計年度任用職員に移行することになりました。

実際、２０１６年ではこの3種類の非正規公務員のうち一般職非常勤職員の割合は26・０％（臨時的任用職員は40・５％、特別職非常勤職員は33・６％）でしたが、２０２０年には会計年度任用職員が89・６％[2]と大部分を占めることになりました［総務省２０２０ａ］。

任期

会計年度任用職員の任期は、改正地方公務員法22条の2第2項で、1会計年度内の最長1年間と規定されました。任期が1年未満の場合は、その年度内において更新することができます（同法22条の２第４項）。では、翌年度も引き続き働くことは可能なのでしょうか。

この点について総務省の「マニュアル」［総務省２０１８］は、「再度任用されることはあり得る」（23頁）とのことですが、「選考においては公募を行うことが法律上必須ではないが、できる限り広く募集を行うことが望ましい。例えば、国の期間業務職員については、平等取扱いの原則及び成績主義を踏まえ、公募によらず従前の勤務実績に基づく能力の実証により再度の任用を行うことができるのは原則2回までとしている」（63頁）と述べていました。

つまり、総務省は、国の期間業務職員と同様に、会計年度任用職員の採用は公募を原則とし、再任用は原則2回で最長3年を要請しています。3年間の任期を終え、「さらに翌年度もこの仕事で働きたい」と考える者は、公募に応募して、一般求職者と競わされる形になります。もちろん、公募による選考が行われても、これまで働いてきた会計年度任用職員の方が、仕事についての知識や能力は一般求職者よりも勝っていますから、普通に考えれば、前任者が再び採用される結果になるでしょう。しかし、公募による選考結果を理由として、採用を拒否される可能性も十分に考えられます。後者であれば、会計年度任用職員は長期に働き続けることができなくなります。実際、『東京新聞』（朝刊2023年4月18日付）によると、会計年度任用職員制度が施行されて3年目が終わる「今年（2023年―戸室注）3月末はこれまでよりも多くの雇い止めが行われた可能性が高い」と報じています。[3]

給与

会計年度任用職員の給与については、期末手当が支給されることになります。目安として6ヶ月以上働いている人が支給対象になります［総務省2018：27、29］。自治労の2016年度調査［自治労2017］では、週20時間以上働く非正規公務員に一時金（期末手当等）を支給している自治体は約4割に留まっていたので、期末手当の支給は一歩前進だと思われました。ところが、『朝日新聞』（朝刊2019年12月2日付）によると、ボーナスを支給する代わりに、これまでの月額報酬を減らす自治体が目立っていると報じています。同記事で、ある公立図書館で働く嘱託司書は、半年に1回、1・3カ月分のボーナスが支給されることになるが、月額報酬が約2万円減らされるので、年収200万円台半ばの金額はほとんど変わらないと紹介しています。

また、退職手当については、1週間の勤務時間が正規公務員と同じフルタイムの会計年度任用職員には支給されることになりました。しかし、フルタイムよりも勤務時間が短いと、パートの会計年度任用職員に分類されて、退職手当は支給されません［総務省2018：102］。退職手当の支給を逃れるために、意図的に勤務時間をフルタイムより少しだけ短くした「ほぼフルタイム」の会計年度任用職員が横行するのではないか、と制度実施前から懸念されていましたが、それがまさに現実のものとなっています。総務省［2022a］によると、1週間の勤務時間が37時間30分（フルタイムよりも1日15分短い）の「ほぼフルタイム」会計年度任用職員を活用している団体が、2937の調査対象団体（都道府県、市区町村、一部事務組合等）のうち1161団体（39・5％）に上っているのです。

自治労連調査から見る会計年度任用職員の労働実態

会計年度任用職員として働く人々と、その労働実態については、自治労連が2022年に、会計年度任用職員に対してとても大規模なアンケート調査（有効回答数2万1969人）を行っています。[4] その調査結果から、会計年度任用職員の労働実態を概観します。

会計年度任用職員の性別を見ると、85・9％は女性です。年齢別に見ると、50代が最も多く31・3％、次いで60代が27・6％、40代が21・6％となっています。

職種別に見ると、多い順に「一般事務、学校事務等」25・8％、「その他」24・9％、「保育士」23・1％、「調理員」7・2％、「放課後児童支援員」6・3％、「図書館司書」3・1％、「学校の介助支援員」2・9％、「用務員」2・6％、「看護師」1・6％、「保健師」0・7％、「消費生活相談員」0・6％、「無回答」1・2％となっています。

勤務時間については、「フルタイム（正規職員と同じ）」が21・7％、パートタイム（正規職員より短い）」が76・3％です。

「仕事の内容や性質、責任の程度」について聞いた質問では、「主に正規職員を補助する仕事」が50・8％

と約半数ですが、「正規職員とほぼ同じ仕事」との回答者が27・1％、「正規職員の指示を受けない専門的な仕事」も12・9％います（両者合計で4割）。会計年度任用職員は、必ずしも単純・補助的な仕事というわけではありません。

そのことと関わって、勤続年数を見ると、「1年未満」が8・6％ですが、「1年以上5年未満」32・5％、「5年以上10年未満」26・4％、「10年以上15年未満」15・2％、そして「15年以上」働く回答者も16・9％います。「仕事にやりがい・誇りを持っていますか」との質問には、「持っている」（52・2％）、「少しある」（33・9％）で計86・1％に達します。長期に技能を形成し、やりがい・誇りを持っている会計年度任用職員を、最長3年で雇い止めにすることは、地域社会にとって計り知れないほどの損失になることでしょう。

さて、会計年度任用職員の年収は、250万円未満が73・9％となっています。[5] 極めて低賃金であることが分かります。[6] そのため、「改善してほしいこと」（3つまで回答）については、多い順に「賃金を上げてほしい」59・5％、「一時金（ボーナス）がほしい、増やしてほしい」39・4％、「毎年、賃金を上げてほしい（定期昇給）」37・0％、「退職金がほしい」35・4％と、賃金に関する要望が並びます（なお、次いで多い要望が「継続雇用にしてほしい」33・9％です）。

表1は、年収と「家計の支え手」（「誰の収入でおもに家計を支えていますか」）とのクロス表です。表の一番下の「合計」を見ると、「家計の支え手」は、低賃金のために「配偶者・親など」が最も多く49・6％を占めています。「自分」は24・5％、「自分を含む複数」は24・3％に留まります。年収ごとの推移を見ると、「配偶者・親など」の割合は年収が増えると小さくなっていく一方、「自分」と「自分を含む複数」は逆に高まっています。特に、年収が「200～250万円未満」から「250～300万円未満」に増えると、「合計」よりも5ポイント以上高い割合になります。年収「250～300万円未満」をフルタイムで稼ぐためには、時給で言えば1500円程度になります（1500円×1日8時間×月20日×12ヶ月＝288万

表１　年収と「家計の支え手」のクロス表

	自分	配偶者・親など	自分を含む複数	その他	無回答	合計	回答数
100万円未満	13.7%	70.3%	13.6%	2.0%	0.3%	100.0%	2008
100～150万円未満	17.0%	60.0%	21.5%	1.3%	0.3%	100.0%	4957
150～200万円未満	25.8%	47.5%	25.7%	0.8%	0.2%	100.0%	4547
200～250万円未満	27.5%	43.9%	27.9%	0.6%	0.1%	100.0%	4716
250～300万円未満	30.8%	37.2%	31.2%	0.6%	0.2%	100.0%	1813
300～350万円未満	40.8%	28.2%	30.2%	0.9%	0.0%	100.0%	817
350万円以上	54.2%	18.6%	26.3%	0.8%	0.0%	100.0%	365
わからない	24.0%	46.0%	27.0%	2.8%	0.3%	100.0%	363
無回答	25.8%	47.6%	21.1%	1.0%	4.4%	100.0%	2383
合計	24.5%	49.6%	24.3%	1.0%	0.7%	100.0%	21969

注１：合計よりも５ポイント以上の数値には網掛けをしている。
注２：合計よりも５ポイント以下の数値には二重線をしている。

円）。会計年度任用職員が家計の支え手になるために、最低限、これぐらいの時給が必要なのです。

労働組合の力で労働条件の向上を

会計年度任用職員制度の新制度が開始され、当初期待された期末手当や退職手当の支給については、自治体側の狡猾な手法によって裏切られる事態が発生しました。また、新制度の実施は、会計年度任用職員として働く人々に、これまで以上の雇用不安を与えています。

ただし、この間、自治労連をはじめとする運動の力によって、政府は２０２２年12月23日付で通知［総務省２０２２b］を発出し、上記の「狡猾な手法」には適正な給与・勤務時間の設定を改めて求めるとともに、会計年度任用職員に支給できなかった勤勉手当の支給を検討するとしました。その後、２０２３年４月

26日、地方自治法が改正され、勤勉手当の支給が可能となりました。この法改正によって、パートの会計年度任用職員にも勤勉手当の支給が可能との規定が盛り込まれるとともに、フルタイムには「支給しないことを基本」としていたこれまでの方針が改められることになります[7]。また、2022年12月23日付の通知の発出と同時に修正・追加された総務省「マニュアル」［総務省2022c］を見ると、再任用できるのは原則2回までか？との問いに「地域の実情等に応じつつ、適切に対応されたい」と回答しています（問6-6）。会計年度任用職員の再任用については、各自治体が柔軟に対応してよいことが示されました。

新型コロナの感染拡大が日本で最初にみられた2020年前半には、非正規公務員に無給の休業が命じられるケースがかなりありました。総務省の調査［総務省2020b］では、市区町村等の調査対象3313団体のうち、2020年3月19日時点で229団体、同年5月1日時点では185団体が休業手当を支給せずに非正規公務員を休業させていました。一方、休業手当を支給している団体も、同年3月19日時点で少なくとも238団体、同年5月1日時点では372団体ありました。こうした自治体による対応の違いも、労働組合の力の差が影響していたのではないでしょうか。そのことは、本書第Ⅰ部での証言からうかがい知ることができます。三田市学校給食調理員労働組合（175ページ）や児島競艇場従業員労働組合（183ページ）の事例では、無給状態になりそうだったところを、労働組合の交渉によって、賃金の全額や60％を支給させたことがリアルに書かれています。

コロナ禍の過酷な労働状況下であっても、運動によって労働条件を改善させていく取り組みが力強く進められていることは希望です。会計年度任用職員が安心して長期に働くことができるように、賃金額の抜本的な引き上げや定期昇給制度、そして継続的に働く人は無期雇用に転換できる仕組みの整備が求められています。

（注）

（1）本文の非正規公務員の人数は、「任用期間が6か月以上、かつ1週間当たりの勤務時間が19時間25分（常勤職員の半分）以上」［総務省2020ａ］に限定した人数です。政府はそれ以外の非正規公務員の人数をこれまで公表しませんでしたが、総務省［2020ａ］は、はじめてそれ以外の非正規公務員数の人数を43万1273人（2020年）と明らかにしました。したがって、2020年の非正規公務員の人数は、全部で112万5746人ということになります。

（2）会計年度任用職員89・6％（62万2306人）、臨時的任用職員9・9％（6万8498人）、特別非常勤職員0・5％（3669人）［総務省2020ａ］。

（3）なお、国の期間業務職員の勤続年数について、筆者は以前に調べたことがあります。戸室［2019：53］によると、2016年度において、勤続年数3年以上の期間業務職員がまったくいない省庁がある一方で、勤続年数5年以上の期間業務職員が半数を超える省庁もありました。

（4）調査の名称は「会計年度任用職員「いまだから聴きたい！誇りと怒りの2022アンケート」調査」です。アンケートの単純集計とその分析結果の概要は、2022年11月21日に自治労連によって発表されています［自治労連2022］。筆者は、その調査の個票データを自治労連事務局から譲り受け、クロス集計による調査結果報告書をまとめています（報告書は近日発表予定。なお、クロス集計にあたって、事務局と相談しながら無効回答は除外しました）。本文で紹介する数値については、詳しくは当報告書を参照してください。

（5）年収を聞く質問項目は、アンケート用紙を見ると、「勤続年数1年以上の方に。昨年（2021年1月～12月）の年収について教えてください」となっています。したがって、ここでの年収には、勤続年数1年未満の回答者は含まれていません（勤続1年未満の回答者が回答している場合は有効回答数から除外しています）。また、この質問項目では、会計年度任用職員の賃金に限定した年収なのか、それに加えて年金や兼業などの収入を含んだ年収なのかがはっきりしません。とはいえ、少なくとも「会計年度任用職員の賃金は、その回答額を上回ることはない」、ということは言えるでしょう。

（6）「年収２５０万円未満と言っても、勤務時間がパートで短ければ必ずしも低賃金とは言えない」という指摘があると思いますが、フルタイムの会計年度任用職員に限って見ても、63・6％が年収２５０万円未満となっています。

（7）共同通信のｗｅｂニュース記事「非正規公務員にも勤勉手当支給処遇改善へ、改正法が成立」２０２３年４月26日付（https://nordot.app/1023799208899947072）２０２３年5月28日アクセス。これまで、パートの会計年度任用職員には勤勉手当の規定が地方自治法にはありませんでした。また、フルタイムの会計年度任用職員には、総務省「マニュアル」で、勤勉手当は「支給しないことを基本とします」［総務省２０１８：28］とされていました。今回の法改正によって、この基本方針が改められることになります。

（参考文献）

自治労［２０１７］『２０１６年度自治体臨時・非常勤等職員の賃金・労働条件制度調査結果（最終報告）』全日本自治団体労働組合

自治労連［２０２２］「会計年度任用職員『いまだから聴きたい！誇りと怒りの２０２２アンケート』最終集計値（第一次分析）結果の報告【概要版】」自治労連のホームページ（https://www.jichiroren.jp/sys/wp-content/uploads/2022/11/21121houkoku.pdf）２０２３年5月8日アクセス

総務省［２０２２ａ］「『会計年度任用職員制度の施行状況等に関する調査』の結果」総務省のホームページ（https://www.soumu.go.jp/main_content/000853411.pdf）２０２３年5月8日アクセス

総務省［２０２２ｂ］「会計年度任用職員制度の適正な運用等について（通知）」総務省のホームページ（https://www.soumu.go.jp/main_content/000853408.pdf）２０２３年5月8日アクセス

総務省［２０２２ｃ］「別紙2 Ⅲ Q＆A」（総務省「『会計年度任用職員制度の導入等に向けた事務処理マニュアル（第2版）』の修正等について」の別紙）総務省のホームページ（https://www.soumu.go.jp/main_content/000853439.pdf）

総務省［２０２０ａ］「地方公務員の会計年度任用職員等の臨時・非常勤職員に関する調査結果（令和2年4月1

日現在）」総務省のホームページ（https://www.soumu.go.jp/main_content/000724456.pdf）２０２３年5月8日アクセス
総務省［２０２０ｂ］「新型コロナウイルス感染症への対応を踏まえた業務体制の確保及び休業手当の支給に係る状況調査の結果について」総務省のホームページ（https://www.soumu.go.jp/main_content/000694302.pdf）２０２３年5月30日アクセス
総務省［２０１８］「会計年度任用職員制度の導入等に向けた事務処理マニュアル（第２版）」総務省のホームページ（http://www.soumu.go.jp/main_content/000579717.pdf）２０２３年5月8日アクセス
総務省［２０１７］「地方公務員の臨時・非常勤職員調査結果のポイント」総務省のホームページ（http://www.soumu.go.jp/main_content/000476494.pdf）２０２３年5月30日アクセス
戸室健作［２０１９］「国の非常勤職員の労働実態と労働組合の取組み」『労働法律旬報』No.１９３１

4　自治体職場での長時間労働問題に関する新型コロナウイルス感染症の教訓と課題

弁護士　山口　真美

はじめに

新型コロナウイルス感染症は、自治体職場に長時間労働がはびこる構造的な矛盾を浮き彫りにしました。自治労連が新型コロナウイルス感染症が猛威を振るう2021年12月から2022年1月にかけて実施した「過労死ライン」（80時間）を超える働き方の実態調査によれば、回答のあったすべての自治体において「過労死ライン」を超える時間外労働が確認されています。うち7つの自治体で月200時間を超える時間外労働があり、もっとも長時間の時間外労働があったのは京都市の感染症担当で、2021年8月に1ヶ月で最高298時間の時間外労働の事例が報告されています。これは、所定労働時間を約155時間とすれば、1ヶ月の総労働時間は453時間、1日15時間勤務を30日連続で続けていることを意味します。

各地の自治体職員は、新型コロナウイルス感染症をはじめとする災害対応の最前線に立たされていますが、そうした自治体職場において蔓延する長時間労働は、文字通り「過労死ライン」を超えており、職員のいのちと健康が置き去りにされています。

なぜ自治体職場では「過労死ライン」を超える長時間労働が横行するのか。主な原因は労基法33条1項及び33条3項の濫用にあります。これに加え、36協定の「特別条項」問題等があいまって、長時間労働がはびこっています。

本稿では、こうした労働基準法の規制下にありながらも青天井の長時間労働が野放しにされている法的な問題点を新型コロナウイルス感染症の教訓から明らかにし、こうした長時間労働を抜本的に解消するための課題を示します。

労基法別表第1の事業の職員（保健所、病院、保育所等）と長時間労働
非常時の時間外・休日労働を認める労基法33条1項

(1)　労基法33条1項とは

労基法33条1項は、災害その他避けることができない事由によって臨時の必要がある場合、行政官庁の許可があれば、その必要の限度において、時間外・休日労働を命じることができるとしています。但し、行政官庁の許可を受ける暇がない場合には、事後の届出をしなければなりません。

同条項は労基法別表第1の1〜15号職員に適用されるので、一般的に病院や保健所で働く職員、保育所の保育士等に対する時間外・休日労働の根拠とされます。

(2)　なし崩し的に適用され続けた33条1項

新型コロナウイルス感染症への対応は、文字通り「災害対応」とされ、3年を超える新型コロナウイルス感染症の対応が「臨時の必要がある場合」とされ、行政官庁の許可・事後の届出による抑制も十分に機能しない事態が発生し、保健所や病院の職員等に未曾有の長時間過密労働が課せられることとなりました。

(3)　濫用防止のために厳格な解釈が求められる要件

㋐　新型コロナウイルス感染症への対応は、労基法33条1項について、「災害等」の運用（許可・届

を厳格化させることの必要性を浮き彫りにしました。

本条1項は、災害等に対応する労働の必要性について使用者側の判断が恣意的になることを防ぐため、「災害その他避けることのできない事由」及び「臨時の必要の限度」という2つの厳格な要件、及び、行政官庁の事前許可・事後届出という厳格な監督規制を課し、同条2項は、上記の2つの要件の違反に対して行政官庁に代休付与命令を発する権限を与え、労働者の被害回復措置を認めています。

㋑　本項の趣旨に照らし、その要件は厳格に解釈される必要があります。

「災害その他避けることができない事由」にいう「災害」は、自然現象に起因する災害（暴風、豪雨、豪雪、地震、津波、洪水、渇水、落雷、噴火、土砂崩れなど）と人為的な原因による災害（火災、爆発、機械装置の故障など）のいずれであるかを問わず、人の身体生命や企業の財産に危害を及ぼし、または、危害を及ぼすおそれのあるものを指し、不可抗力だけでなく使用者の過失によるものも含み、労基法19条の「天災事変」よりも広いとされています。また、「その他避けることができない事由」とは、業務の運営上通常予見し得ないことが客観的に認められる事由をいうと解されています。

そして、「臨時の労働の必要がある」というためには、その時点で時間外労働や休日労働がなされなければ身体生命などに損傷を生じたり、使用者側に回復すべからざる損失が生ずるという事情が必要です。臨時の必要性の有無は、事業の種類、災害その他避けることができない事由の種類、予見の範囲、恒常的措置の有無とその程度、そして保護すべき利益の種類と程度などを総合的に勘案して判断することが必要です。

本条項の趣旨に照らし、行政解釈（昭和22・9・13発基第17号、昭和26・10・11基発696号）も本条項の適用場面を限定しています。単なる業務の繁忙その他これに準ずる経営上の必要は認めないこと、事業の運営を不可能ならしめるような突発的な機械の故障は認めるが、通常予見される部分的な修理、定期的な手入は認めないこと等の例示を見れば、本条項の適用場面としては緊急・臨時に対応しなければならない場合が想定されているといえます。

㋒　加えて、行政官庁の事前許可・事後届出という監督規制や代休付与命令を十分に機能させることは本条項の要件の厳格解釈の徹底にもつながるものです。特に、なし崩し的な長時間労働を抑制するには事前の「許可」を原則とする扱いの徹底が必要です。

(4)　上限期間等の設定

㋐　33条1項は、時間外・休日労働を認める要件を厳格なものとし、監督規制も設けていますが、実際に認められる時間外・休日労働について一切上限を定めていません。本来は緊急・臨時に対応しなければならない場合を想定していた33条1項が新型コロナウイルス感染症への対応が当初の想定を超えて長期に及んだ結果、長時間過密労働を強いる根拠となったことは本条項の運用について労働者保護の観点から大きな問題を提起しました。いのちと健康を損なう長時間労働は公務といえども認められるものではありません。

こうした観点からは期間等に上限を設定することが必要と考えられます。

㋑　この点、33条1項に上限規制がないとしても、安全配慮義務（最判昭50・2・25陸上自衛隊八戸車両整備工場事件）の観点からは当該行政官庁がその判断で職場ごとに期間等に上限を設定する措置をとることは直ちにできる対策です。

㋒　連続した長時間労働の抑制及び職員の健康の維持・向上を効果的に行う観点からは、上限規制とあわせて11時間以上の勤務間インターバルを制度化することも有効な措置といえます。

別表第1の事業以外の一般官公署の職員と長時間労働
公務のための時間外・休日労働を認める労基法33条3項

（1）労基法33条3項とは

労基法33条3項は、一般官公署の事業（別表第1に掲げる事業を除く）に従事する公務員について、公務のため臨時の必要がある場合、時間外・休日労働を命じることができるとしています。

その趣旨は、国や地方自治体の事務や業務の執行に際し、臨時に生ずる事態に対応し、公務の円滑な遂行と国民・住民に対する公共サービスを確保するため、公務のための臨時の必要性に対処することにあります。

（2）濫用の温床となっている通説・行政解釈と新型コロナウイルス感染症対応

㋐　通説は、本条の文言や公務員の地位の特殊性、職務の公共性などを理由に、臨時の必要の範囲は限定されず、当該行政官庁の裁量判断に委ねられるとし、行政解釈は、「公務のため臨時の必要がある」か否かの認定は、「一応使用者たる当該行政官庁に委ねられており、広く公務のための臨時の必要を含むものである。」（昭和23・9・20基収第3352号）としています。

㋑　このように広く公務のための臨時の必要性の判断が行政官庁の裁量判断に委ねられたために、新型コロナウイルス感染症への対応のほとんどが公務のため臨時の必要がある場合とされ、しかも、同条項には上限規制がまったくないため、結果として同条項が濫用され、恒常的に長時間労働が行われる自治体職場が多発し、過労死ラインを超える時間外・休日労働が継続する事態となっています。

（3）求められる濫用防止

㋐　新型コロナウイルス感染症への対応は、33条3項が自治体職場に恒常的な過労死ラインを超える長時間労働を強い、その歯止めがないという労働者保護の観点から見過ごしがたい欠陥を持った条項であることを浮き彫りにしました。

㋑　33条3項は、その制定過程をみると、本来、あくまで一時的、短期的な必要性を想定したものと考えられます。

１９４７年3月10日に開催された第92回帝国会議の衆議院本会議において、河合良成国務大臣（当時）は、「たとえば、この議会開会中のようにごとき、いろいろ材料を調えたり、あるいは予算をつくりましたり、外交などの関係でもそういう場合がありましょうし、末端の市町村その他につきましても、災害が起きましたような場合には、救援事業その他いろいろの必要が起こるでありましょうし」と答弁しています。このように地方公務員の「公務のための臨時の必要性」として大臣が挙げたのは災害の救援事業等です。

当時の災害が全国規模で広範に発生し、年単位での対応を迫られるものを想定していたとは考えられないことや答弁中の国家公務員に関する例示とあわせ考えれば、公務のための臨時の必要性とは、あくまで一時的、短期的なものであり、その範囲であれば労働者保護という労基法の趣旨を没却しないと判断したものと考えられます。

㋒　そうであるならば、33条3項の要件を検討するにあたっても厳格な解釈が求められるといえます。そもそも労基法は、労働者保護の観点から1日8時間・週40時間の労働時間の制限を設けています（労基法32条）。公務員であっても通常の労働者と同様に勤務条件を保護されるべきであり、公務のための臨時の必要性があるといっても、公務員の勤務条件保護の趣旨を勘案して濫用されることがないよう厳格な判断が必要です。

こうした観点からは、本条3項は、1項の行政官庁への許可・届出の要件を緩和するにすぎず、災害その他避けることのできない事由と臨時の必要性の限度という要件は1項と同様に適用される、あるいは1項の要件に準じて、それに相応する程度の「公務のための臨時の必要性」を要すると解すべきです。

㋓　このように厳格な解釈を行い、「恒常的な業務」と「公務のために臨時の必要がある業務」を厳格に区別することが求められます。

㋔　新型コロナウイルス感染症について言えば、国内で初めての感染者が確認されたのが2020年1月16日ですから、新型コロナウイルス感染症は、発生から既に3年以上が経過しています。この間、感染対策のあり方も明確になり、感染の波が押し寄せる時期や規模もある程度予見でき、設備や人員について予め対処措置をとりうる状況にあります。このような状況はもはや「臨時」ではなく、「常時」です。通常の労働時間規制の範囲内の業務として対処できるよう措置を講ずることは可能であり、行政官庁にはその責任があります。

新型コロナウイルス感染症の対策であれば臨時の必要性があるととらえることなく、当該時間外・休日労働を必要とするその時点における臨時の必要性を個別具体的に厳密に検討する必要があります。

(4)　上限時間等の設定

㋐　33条3項は、時間外・休日労働を認めうる場合が何であるかについては「公務のために臨時の必要がある場合」と定める一方で、個別の労働者に命じうる時間外・休日労働の上限については一切定めていません。

新型コロナウイルス感染症の発生当初にように、公務として対応すべき臨時の必要性が高い状況があったとしても、一人の労働者として対応できるものには限界があり、いのちと健康が損なわれるような長時間労働は公務といえども認められるものではありません。

こうした観点からは時間等の上限の設定が必要と考えられます。

㋑　この点、33条3項が上限規制を設けていないとしても、安全配慮義務の観点から、職場ごとに時間等に上限を設定する措置をとることは直ちにできる対策です。

㋒　連続した長時間労働の抑制及び職員の健康の維持・向上を効果的に行う観点から、上限規制とあわせて11時間以上の勤務間インターバルを制度化することも有効な措置といえます。

(5)　労基法33条3項の抜本的な見直し

そもそも労基法33条3項は、1946年7月から開かれた臨時法制審議会、公聴会の段階では入っていなかった条項です（昭21・8・7労務法制審議委員会の公聴会原案）。それが1947年2月22日の閣議決定において急に差し込まれ、労使双方を交えた場での議論はなく、閣議録も非公開のまま制定となりました。こうした経緯をみる限り、本条項は労働者保護の観点からの意見を踏まえた十分な議論を経たとはいえません。

33条3項が労働時間規制の例外を認める必要性は公務の円滑な遂行と国民・住民に対する公共サービスの確保にありますが、それは公務員の勤務条件保護の要請が公務の円滑な遂行や公共サービスの確保に劣ることを意味しません。まして、立法事実として労基法33条1項に加えてさらに必要とされる臨時の「公務」がどこまであるのか疑問を禁じ得ません。この機会に33条3項の存在意義の検討を含め、改めて抜本的な法改正に向けた議論がなされるべきです。

「特例業務」による長時間労働

(1)　「特例業務」とは

労基法別表第1の事業以外の一般官公署の職員には条例によって人事院規則14―15第16条の2の2に準じた時間外・休日労働が認められています。

同規則同条第1項第1号イは、原則として、月45時間、年360時間を上限として超過勤務を命じうるとし、同2号は、「他律的業務」の比重が高い職場では労基法36条の特別条項に準じた超過勤務を認め、さらに、同規則同条第2項は、「特例業務」には上限規制の規定の適用はないとしています。「特例業務」とは、大規模災害への対処、重要な政策に関する法律の立案、他国又は国際機関との重要な交渉その他の重要な業務であって特に緊急に処理することを要するものを意味します。「特例業務」とされれば、上限規制を超えた時間外・休日労働が認められるため、労基法33条3項と相まって長時間労働の温床となっています。

（2）　廃止すべき「特例業務」

「特例業務」には、大規模災害への対処であって特に緊急の処理を要するものを含みますが、広く適用が認められる状況にあること、上限時間などの規制がまったくないことから、労働者保護の観点から33条3項と同様の問題を有しています。しかも、労基法33条がある以上、それ以外に時間外労働の臨時の必要性を認める必要はありません。

「特例業務」制度は廃止されるべきです。

最後に――長時間労働の改善のために必要な人員体制の確保

1994年をピークとして地方公務員数は激減しています。他方で、高齢化や子育て対策など社会保障分野の業務の増加や自然災害の増加、新たな感染症の脅威等々、公務員が担うべき業務は増加しています。もともと公務職場は、職員数の激減によって一人一人の職員の業務の負担が増え、それが長時間労働につながるという構造的な矛盾を抱えていました。そこに新型コロナウイルスが直撃し、構造的な矛盾が労基法33条の濫用による青天井の長時間労働となって吹き出しました。

公務の円滑な遂行と住民サービスの向上を実現し、公務職場にはびこる長時間労働を改善するためには人員体制の抜本的見直しが必要であり、急務です。

エピローグ

「中国当局は武漢で入院中の肺炎患者に確認されたものは新しいコロナウイルスである可能性が高いことを発表した」。この世界保健機関（ＷＨＯ）声明から３年余り、２０２３年５月５日にテドロス事務局長は「緊急事態宣言を終了する」と発表しました。しかし「新たな感染者や死者をもたらすリスクは残る」ことを付け加えています。緊急事態としてはひとまず終了するが、引き続きリスク回避を怠ってはならないということでしょう。

コロナ以前には当然視されていた私たちの「日常」が、コロナによって一瞬にして消え去りました。仕事や旅行で当たり前のように海外と行き来していましたが、突然に遮断されてしまいました。仕事を終えてから、職場の仲間たちとちょっと一杯もなくなりました。街を歩けば、「当店は都合により閉店しました」の看板を見つけるようになりました。それによって失業に追い込まれるなど、生活そのものの基盤を奪われた人々も少なくないはずです。

本書・巻頭言でも触れられていますが、コロナウイルスは動物（コウモリ等）からうつったという説が有力です。そうさせたのは「開発」という名の自然破壊です。開発に伴って動物から人にウイルスが移動し、感染が広がったとすれば、コロナ感染症は「自然現象」ではないことになります。商品も人も世界中を駆け巡るグローバル時代のいま、パンデミックは人間が生み出した災害＝「人災」です。かつてのスペイン風邪の世界的流行は第１次世界大戦がもたらしたものといわれていますが、今回のコロナ感染症は新自由主義とグローバリゼーションがもたらしたものであるといえます。

市場競争の激化が、利益優先とコスト削減・効率性追求を浸透させ、医療や福祉、教育など人々の「日常」を支える土台を岩盤のように頑強にするのではなく、経済と企業を強く大きくするための政策が社会全体を覆ってしまいました。ひとたび何かが起こると、そのツケは私たちの「日常」の破壊となって表れます。自治体職員の現場の視点からまとめた本書の第1部には、保健、医療、福祉、学校など自治体の現場からの記録と証言が、そして第2部にはそれらの証言を受けての課題と提言がまとめられています。読者の皆さんはこれらを読んでどのように感じたでしょうか。

考えてもみれば、私たちの「日常」を支えるもっとも身近にある「基盤」は地方自治体です。１９９０年代末ごろから、その地方自治体の「基盤」が揺らいできました。それは「構造改革」と「公務員制度改革」という名で、地方自治の世界にコストと効率性偏重の政策が持ち込まれたことによるものです。コストや効率性・能率性を重視することは悪いことではありませんが、生活の基盤となる健康や医療、介護、福祉、教育の分野にその論理を適用させることには慎重さが必要です。このことは「平時」にはなかなか気がつかないのですが、いったん非常時になるとたちまち問題が噴き出します。

第1部に収録されている記録や証言がそれを物語っています。長時間勤務や連続勤務、人員不足でのやりくり、相互感染の恐怖を抱きながらの保育勤務、これらを読んで、私たちの「日常」がいかに危うい薄氷の上にあるのかということに気がつかされます。またこの薄い氷の上で、「基盤」を守り抜いたのは最前線で奮闘した自治体職員です。住民のいのちとくらしの問題だからとして、自らの過労死リスクも厭わぬ懸命な努力で辛うじて支えられたきたのだといえるのではないでしょうか。

コロナ感染症のパンデミックは、このように「平時」ではなかなか気がつかないこと、別に隠されていたわけではないけれど、関心を寄せてこなかったこと、これらを自分のこととして誰の目にも見えるようにさせました。１９９０年代末からの「効率性・能率性」偏重の自治体改革のツケが市民サービスの低下として、見えるようになったのです。

これらこの3年余りの体験を無駄にはできません。薄氷のようにされてしまった地方自治体を取り戻さねばなりません。私たちの安全とリスク回避のため「公務公共」を取り戻さねばなりません。コロナパンデミックからの経験と叡智を集め、これからの対策に生かしていくことが重要です。以下では、本書の各所に散りばめられている貴重な証言と見識を頼りに、いくつかの教訓とこれからの課題をまとめておきます。

第1に指摘しておかなければならないのは、この20数年間で多くの施設や事業が統合や外部委託されたことです。２００3年に地方自治法を改正して「指定管理者制度」を発足させ、病院、保育所、幼稚園、図書館、福祉施設などの施設の管理を外部に委託できるようにしました。また保健所は整理・統合、公立病院は独立法人化するようになりました。いうまでもなくこれらの狙いはコスト削減です。わかりやすい事例で保健所をみてみましょう。１９９1年に全国で８５２か所あったのですが、２０２０年には４６９か所となり、45％減少したのです。この数値、実は自治体によって一様ではありません。そこで1保健所当たりの対象人口をみると、最悪の大阪市ではなんと1保健所で２７１万5千人をみなければならないのです。次が札幌市（１９5万5千人）、神戸市（１５3万8千人）と続きます。市民の側からは電話をかけても繋がらないという苦情、対応職員は電話が鳴りっぱなしで対応不能、完全にパンク状態となるのは、こうした背景があるわけです。同様に、公立病院も独立法人化という形で切り捨てられ、１９９０年には１００９６カ所でしたが２０１8年には８３７2カ所と17％の減少で、これはまだ進行中です。昨年7月1日、東京都は14の都立・公立病院を独立法人化しました。数を減らして効率化とコスト削減しようというのでしょうが、保健・医療施設にその論理を適用させたことが間違いであったことは明らかです。1保健所当たりの対象人口が全国トップの大阪市、また人口１００万人あたりのコロナによる死者数の全国最高が大阪府、この二つの事実を直視して住民のいのちと健康の拠点として「公共」を取り戻す対策を直ちに着手するべきです。因みに、地方自治体兼務の外部委託方式の源流・イギリスでは、一度は外部委託したものの、さまざまな理由から、再び直営化（インソーシング）する動きがあります（黒田・小越『公務員改革と自治体職員』、榊原・太田・庄村・尾林『行政サービスのインソーシング』自治体研究社刊）。

２つ目は、職員の削減と非正規職員の増加です。職員数はピークだった１９９４年に比べて2割ほどの減少となっています。仕事や業務量は減少するどころか、むしろ新しい業務も増えているわけで、それぞれの職場で勤務時間の延長になるのは当たり前です。この職員削減にはストップがかかっていません。２０１７年に政府・総務省の研究会が公表した「自治体戦略２０４０」では、デジタル化とＡＩを使って「従来の半分の職員」で機能させる「スマート自治体」に転換することを推奨しています。いま全国各地で進められているＤＸ化が人減らしの手段にならないように注視すべきです。因みに、少々古い統計ですが、人口１０００人当たりの地方公務員数をみると、アメリカが64・０人、ドイツ47・３人、フランス42・７人、イギリス35・９人で、日本は29・６人で5カ国中最低なのです（２００5年、野村総研調べ）。

もう一つの非正規職員については、コロナ禍の真っ最中の２０２０年から非正規職員の新しい制度「会計年度任用職員」が発足したことで、地方公務員全体に占める非正規職員の割合は20・1％までになってしまいました。総務省はコロナ対応での人員不足は会計年度任用職員の採用で賄うことを推奨しました。しかし頭数を揃えても、本書第1部の非正規職員の労働条件や安全対策が不十分だったとの証言を読むと、自治体職員問題について「公務を取り戻す」ための課題が見えてきます。働き方改革関連法で、賃金、処遇、雇用などの雇用形態の違いによる格差が禁止されましたが、これらを公務員にも適用すべきです。特に会計年度任用職員は、その名の通り、特定の会計年度に任用するという制度ですから、常に雇用不安の心配に晒されているわけで、せめて労働契約法18条にある無期雇用への転換制度を何らかの形で適用すべきです。

３つ目は、自治体職員の過労死ラインを超える長時間勤務の問題です。労働基準法が改正され、２０１９

年から時間外勤務の上限規制がおこなわれるようになりました。地方公務員の場合もこれに準じた扱いをすることになったわけですが、ところが「他律的業務」の比重が高い部署の職員には改正労働法の「特別条項」と同じ扱い（月100時間、複数月平均80時間、年720時間未満）としています。しかも何が「他律的業務」かについては「業務の状況を考慮して」各省庁の長が指定するとされるだけで、明確な基準が示されていません。

さらに地方公務員の場合の時間規制についてはこれで終わりません。事実上、上限規制を外してしまう規則ないしは法律があるからです。それは、人事院規則の「特例業務」と呼ばれるもの、そして労働基準法33条第1項及び3項に規定されている「災害その他避けることが出来ない事由によって、臨時の必要がある場合」・「公務のために必要がある場合」は、勤務時間をさらに延長できるだけでなく、勤務時間の上限を適用しないとされているのです。これらによって、このコロナ禍の3年間、自治体職員の過労死ラインを超える異常な時間外勤務時間が青天井になって吹き出してしまったのです。このような場合であっても、少なくとも何らかの上限規制が必要です。改正労基法に「穴」が空いた状態を塞ぐ努力を直ちに開始しなければなりません。

最後に、本書では直接には触れられていなかったのですが、人事評価制度の問題です。2014年に地公法が改正され、2016年から全国すべての自治体で人事評価を導入することが義務付けられました。人事評価とは、職員一人ひとりの「発揮した能力」「挙げた業績」などの「勤務成績の評価」のことであり（地公法第6条）、その評価結果で「任用、給与、分限その他の人事管理の基礎として活用する」となっています（同第23条）。この実際の仕組みは自治体で一様ではないでしょうが、ともかく活用が義務付けられました。その狙いは、1990年代後半以降からの「公務員改革」の一環として、職員一人ひとりを「経済性」（コスト）と「効率性」を重視した働き方に仕向けることにあります。評価結果で給与や任用を決めるわけですから、職員は高い評価成績をめぐって互いに競い合うことが期待されているわけです。

しかし住民の「日常」を支える土台＝いのちとくらしを支える生活拠点でこのような職員管理体制が相応しいでしょうか。第1部の証言の多くが、「職場の皆で話し合いを重ね、協力し合って」取り組んできたとされています。そこには、住民の要望に丁寧に応える姿勢、そのためのチームワークの強化、他部署や職員相互の連携、今回のコロナパンデミックは何よりもこうしたことが必要であったとの教訓が示されています。地方公務員の世界にコストと効率を求め、人事評価で順位付けして処遇を決めるシステム、私たちはこのことがもつ意味をいま再び問い直さねばなりません。この3年余りの「緊急事態」の現実から、人事評価がどのような影響をもたらしたのかを検証すべきでしょう。不具合があるのなら、その検証に基づいて、直ちに修正する必要があります。

第1部、第2部の一つ一つの論考を再び深く噛みしめて、「公共を取り戻す」ために何が必要か、何から開始すべきか、本書がそのことを考える一つの契機になることを期待します。

黒田　兼一

編集後記

この本の発行にあたり大切にしたことは、まずは、新型コロナウイルス感染症の拡大（以下、新型コロナ危機）のもとでの自治体職員の体験と教訓をリアルに書き残すこと、そして、これからも起こり得るパンデミックに備えいかされる本として、１００年先まで受け継がれるものにすることでした。そのことは、ご執筆いただきました多くの自治体職員、研究者等の皆様のご尽力によって成し遂げることができたと思っています。あらためて発行に携わっていただきましたすべての皆様に心より感謝申し上げる次第です。

さて日ごろ、住民にとって自治体という言葉は、あまり馴染みがないかもしれません。また、自治体の仕事は、皮肉を込めて〝お役所仕事〟と揶揄されることもあります。しかし、新型コロナ危機が、〇〇県庁や〇〇市役所などの〝お役所〟＝自治体を、いい意味でも、そうでない意味でも、住民にとって身近な存在にしたことは間違いありません。

私たち自治体職員は、一人ひとりのいのちが大切にされ、誰もが安心してくらすことのできる自治体づくりに向けて、それぞれの現場で日々奮闘しています。そうした私たち自治体職員に対して、新型コロナ危機は、住民のいのちを守ることができたのだろうか、住民のいのちを守る職員のいのちを守ることができただろうか等々、たくさんの問いを投げかけました。新自由主義によって、住民のいのちとくらしを守るための自治体の業務が廃止・民営化され、多くの自治体職員が削減されてきたもとで。

２０２３年５月８日より、新型コロナウイルスの感染症法上の位置づけが「２類相当」から、季節性インフルエンザと同じ「５類」に移行しました。それに伴い、感染者数の把握は「定点把握」となったことで曖昧になり、医療提供体制に対する財政支援の削減、患者の自己負担が増えるなど、新たな問題も起きています。

そして現在（２０２３年７月）、新型コロナウイルスの感染が全国で拡大し、沖縄県や東京都では医療崩壊が始まっていると言われています。専門家からは「第９波が始まった」との見方も広がっています。

それでは今後、新型コロナ危機の経験と教訓をどのようにいかし、一人ひとりのいのちが大切にされ、誰もが安心してくらすことのできる自治体をどのようにつくっていけばよいのでしょうか。そこに働く自治体職員はどのような役割を果たしていけばよいのでしょうか。

自治体職員のみならず、地域住民、社会全体で考え合うことが求められていると思うのです。

そのためにもこの本が、多くの人々に読まれ、広く活用され、１００年先まで受け継がれていくことを切に願うばかりです。

編集委員会を代表して　吉田　佳弘

用　語　解　説

【地域保健法の改正】

1994年，従前の保健所法から地域保健法に法律が変わり，保健所の在り方が後退させられました。保健所業務は，保健所と保健センターに分けられ，「保健所は広域的・専門的な保健サービス（第二次予防）を，市町村保健センターは直接住民に身近な保健サービス（第一次予防）」を実施するとされました。また，保健所は，都道府県，政令指定都市，中核市，特別区など，二次医療圏に概ね１ヵ所の設置とされ，1992年には852か所あった保健所が，2020年には469か所にまで減らされてきました。

この結果，保健所は住民から遠い存在になりました。例えば武蔵野市では，保健所の統廃合によって，６市を含めた広範な区域を対応することになり，市内の感染状況が把握できない，都や近隣保健所から情報提供がされないなど，保健所の役割が果たせない地域となりました。

【自治体病院の独法化の動き】

独立行政法人化（独法化）は，経済性と採算を重視した効率的な運営を迫り，公務員を削減し，特に全国の自治体病院で導入されている手法です。大阪では府立病院と市民病院の多くがすでに独法化されるなどして，コロナ禍での医療崩壊の最大の原因となりました。東京都では，新型コロナウイルスの感染拡大のなか，都立８病院と都保健医療公社６病院を地方独立行政法人化し，都立・公社病院の医療従事者は都職員からの身分・給与・処遇の変更を迫られました。このように自治体病院の独法化は，公的医療の後退と患者負担増によって，不採算医療を「儲かる医療」への転換のため強硬的にすすめられます。このことは，地域医療にも大きな影響を及ぼすことになります。

【会計年度任用職員制度をめぐる動き】

2020年度から自治体に働く臨時・非常勤職員を任用する新たな仕組みとして会計年度任用職員制度がスタートしました。制度導入前は,「非正規職員にもボーナス支給」など処遇改善が期待されましたが，ボーナスが支給される一方で月額賃金が下がる，フルタイムからパートタイムに置き換えられる，3年が経過し雇い止めになるなど様々な問題が起きています。現在，自治体職員に占める会計年度任用職員の割合は約4割，職種によっては5割を超える場合もあります。年収200万円，“官製ワーキングプア”を生み出す原因となっています。

こうした問題に対して，自治労連は，2017年8月に「正規・非正規つなぐアクション」，2022年6月には「つながる　つづける　たちあがる―誇りと怒りの3T アクション」を提起し，非正規労働者の処遇改善，組織化の運動をすすめています。

[本書関連資料]

▶「自治労連」で検索。
▶下記 QR コードまたは自治労連のホームページでご覧ください。

『新型コロナ最前線　自治体職員の証言　2020-2023』編集委員会

監　　修　　黒田　兼一　明治大学名誉教授

編集委員会

編集委員

編集長

吉田　佳弘　自治労連中央執行委員

副編集長

小山　国治　自治労連副中央執行委員長

事務局長

板山　裕樹　自治労連中央執行委員

委員

佐賀　達也　自治労連中央執行委員

久保　貴裕　自治労連専門委員・地方自治問題研究機構主任研究員

木内　達矢　自治労連書記

編集実行委員

＊各ブロック選出委員

北海道・東北

新沼　　優　岩手自治労連

関東・甲越

政村　　修　神奈川自治労連

東海・北信

橋口　剛典　自治労連愛知県本部

近畿

緒方　純子　兵庫自治労連

中国

石田　　忍　島根県事務所

四国

森賀　　俊二　自治労連愛媛県本部

九州

里　　　正善　長崎自治労連

＊各部会等選出委員

鮫島　　彰　自治労連医療部会

梁瀬　和美　自治労連公衆衛生部会

鴫畑　美穂　自治労連保育部会

二見　清一　自治労連社会福祉部会

岸本　弘幸　自治労連現業評議会

新型コロナ最前線　自治体職員の証言　2020-2023

2023年8月20日　第1刷発行

定価はカバーに
表記してあります

監　修　黒田　兼一
編　者　自治労連
発行者　中川　進

〒113-0033　東京都文京区本郷 2-27-16

発行所　株式会社　大月書店

印刷　太平印刷社
製本　中永製本

電話(代表)03-3813-4651　FAX 03-3813-4656　振替 00130-7-16387
http://www.otsukishoten.co.jp/

ISBN978-4-272-31055-5　C0036　Printed in Japan